打造
感覺統合的橋樑

Ellen Yack‧Paula Aquilla‧Shirley Sutton　著
陳威勝、陳芝萍　譯

自閉症及其他廣泛性
發展障礙兒童
的治療

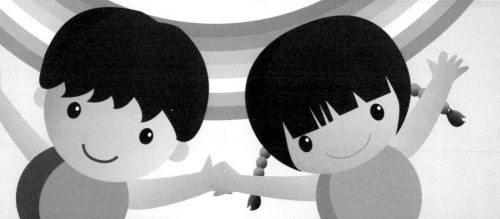

BUILDING BRIDGES

Through Sensory Integration

Ellen Yack, B.Sc., M.Ed., O.T.   **Paula Aquilla,** B.Sc., O.T.

Shirley Sutton, B.Sc., O.T.

Therapy for Children with Autism and Other Pervasive Developmental Disorders

▌獻　辭▌

謹將本書獻給接受我們服務的孩童及家庭。他們不斷激勵、教導以及帶給我們挑戰。你們的韌性、勇氣及性格上的堅毅是無止境的。

為我打造一座橋

我知道你和我
從來不曾一模一樣。
我習慣凝視夜空的星光
不禁想要知道我究竟是來自哪一顆星。
因為你似乎屬於另一個世界
而我永遠無法知道該世界的組成。
除非你為我打造一座橋，為我打造一座橋，
用愛為我打造一座橋。

我渴望你對我微笑的日子
正因為你瞭解
有一位高尚且聰穎的人
能夠看透我那如萬花筒般的雙眼。
我已看見人們看待我的方式
雖然我並未做錯事。
為我打造一座橋，為我打造一座橋，
並請不要花費太久的時間。

生活在恐懼的邊緣。
聲音的回響在我的耳朵聽起來像打雷。

看我每天東躲西藏，
我只是在等著恐懼消散。

我需要很多的協助方能融入你的世界。
我需要突破許多的事情。
我所需要的是打造一座橋，
一座連結你我的橋。
而我將永遠與你同在，
沒有任何事物可將我們分開。
如果你為我打造一座橋，一座極小的小橋
從我的靈魂，深入你的心靈。

註：本詩引自 *Soon Will Come the Light: A View from Inside the Autism Puzzle* by Thomas McKean. Future Education, Inc., Arlington, Texas, 1994. Reprinted with permission of the author and Future Horizons, Inc.

▌目　錄▐

▌關於作者▌

Ellen Yack（理學士，教育學碩士，職能治療師）

Ellen Yack 從 1979 年起踏入職能治療師臨床服務。她是社區兒童治療中心（Community Paediatric Therapy Centre）的顧問，該中心為一間提供孩童、青少年及其家庭職能治療服務的私立機構。她專精的領域包括感覺統合、自閉症及學習障礙。

Ellen 曾在多倫多大學任教，舉辦過多場工作坊及簡報演說，並有許多作品出版。她從 1987 至 1991 年間，擔任安大略職能治療學院的教務長。

Ellen 透過私立機構的臨床服務提供個人與組織多種諮詢服務。她現在是加拿大多倫多日內瓦自閉症中心（Geneva Centre for Autism）的職能治療諮商師。Ellen 和丈夫 Irv Marks 及小孩 Lia、Michael、Robbie 居住於多倫多。

Paula Aquilla（理學士，職能治療師）

Paula Aquilla 和她的丈夫 Mark、女兒 Katie 及 Ella，還有一隻快樂的大狗狗 Quinton 一同住在多倫多。Paula 是一位職能治療師，曾在臨床、教育、居家及社區型設施中，提供成人與孩童服務。她在多倫多成立「我可以！統合護理學校」（Yes I Can! Integrated Nursery School）、「我可以！夏令營」（Yes I Can! Summer Camp）、「寵愛嬰兒計畫」（I Love My Baby Program），並擔任顧問長達六年。

Paula 也是多倫多「邁進一大步」（Giant Steps）基金會執行長。她是一位積極提供治療的治療師，目前經營一家私立機構，為特殊需求之孩童的家庭提供服務。

　　Paula 曾在加拿大與美國辦理多場關於在職能治療服務中運用感覺統合的工作坊。她服務的場所為多倫多大學職能治療學系認可的學生實習場所，亦為該校正式的客座講師。Paula 也是麥克馬斯特大學職能治療學生的顧問，她將溫暖與同理傳遞給接受服務的孩童。

Shirley Sutton（理學士，職能治療師）

　　Shirley Sutton 擔任職能治療師服務有需求之孩童已超過二十年之久，包括醫院、學校及兒童照護中心。她擁有並管理「兒童職能治療」（Occupational Therapy for Children），這是一間擅長於諮詢、工作坊及出版的私立機構。

　　Shirley 也兼職於多倫多北部心高縣的早療服務（社區治療服務），並曾發表多篇文章、書評以及多本著重於強化孩童動作技巧的書籍。Shirley 和她的丈夫 Eric 及小孩 Rachel、Jon、Martha 現居於加拿大科林伍德（Collingwood）。

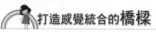
▌關於譯者▌

陳威勝（負責第 1 至 5 章之翻譯）

現　職：臺北市立陽明教養院保健課課長

學　歷：臺灣大學職能治療碩士

　　　　臺灣大學職能治療學士

經　歷：國泰綜合醫院內湖分院身心科職能治療師

著譯作：著有《精神健康職能治療：理論與實務》；譯有《兒童與青少年心理健康職能治療》、《幼兒教育導論》、《職能治療實務：臨床病歷撰寫》、《學齡前兒童精神健康手冊：發展、疾病和治療》及《青少年／成人感覺處理能力剖析量表（中文版）》

陳芝萍（負責第 6 至 9 章之翻譯）

現　職：亞洲大學職能治療學系助理教授

學　歷：臺灣大學醫學工程研究所碩士迤修博士

　　　　臺灣大學職能治療學士

經　歷：涵宇康復之家負責人

　　　　吳復健科診所職能治療師

　　　　臺大醫院精神部職能治療師

　　　　振興復健醫學中心精神醫學部職能治療師

著譯作：著有《精神健康職能治療：理論與實務》；譯有《兒童與青少年心理健康職能治療》、《幼兒教育導論》、《職能治療實務：臨床病歷撰寫》、《學齡前兒童精神健康手冊：發展、疾病和治療》

▌給讀者的一封信 ▐

我們不斷受到自閉症及其他廣泛性發展障礙（pervasive developmental disorders, PDD）孩童之韌性的激勵，這些孩童都是我們的老師。他們努力想要參與時而讓他們感到困惑的世界，提供了我們許多寶貴的資訊。身為職能治療師，我們也發現感覺統合理論有助於我們深入瞭解孩童表現出來的各種不同行為。我們想要與你分享我們的經驗，並協助你打造可促進你本身與 PDD 孩童之相互瞭解的一座橋樑。

　　對於有特殊需求孩童的父母，本書尤其適合。撫育有障礙的孩童須面臨極大的挑戰，我們希望本書可促進您的瞭解，提供有助於孩童在家中感到更為舒適與獨立的策略方法。此外，我們也希望本書可幫助你強化你與孩童間的關係。

　　同時本書也適合孩童照護服務提供者及各級教師。「融入」是許多父母及服務有特殊需求孩童之專業的共同願望。這些孩童獨特的學習風格及行為，在教室情境中可能極具挑戰性。本書提供的策略將可協助你建立一個舒適且安全的環境，並促進學習及社會互動。

　　透過接受我們服務之孩童身上所觀察到的正向改變及其家人之改變，我們深受鼓舞。本書列出在臨床實務中使用的理論及策略，這些策略對許多家庭均非常成功，我們希望對你而言也是如此。

▌致謝▌

感謝家人對我們的支持，也感謝接受我們服務之孩童的父母親，在籌備本書的過程中提供寶貴的意見回饋。我們感謝日內瓦自閉症中心的執行長 Marg Whelan 與方案顧問 Neil Walker 在行銷本書上的鼓勵及協助。感謝多倫多感覺統合研究小組對本專案的信任，並協助本書的出版。

此外也要感謝以下人士：Iris Greenspoon、Liz Mullan、Avis Osher、Andi Rosin、Joan Vertes、Sue Wahl（以上均為職能治療師）；語言病理學家 Jean Loefflehardt；心理師 Cheryl Ackerman 博士等人的建議及鼓勵。

最後，我們由衷感謝 Jean Ayres 博士及其他職能治療師對感覺統合理論的貢獻。

本書的銷售所得，一部分將捐贈給多倫多的日內瓦自閉症中心，支持其重要的業務推展工作。

▌譯序▌

自閉症及廣泛性發展障礙（PDD）孩童常帶給父母及社會極大的負擔，這些負擔不同於腦麻孩童的輔具需求，而是遍尋不得與其溝通的管道及方式。誠如作者於本書獻辭中提及，或許我們是來自不同星球的人類，而你我，正是需要打造這條橋樑的造橋者。

感覺統合理論雖然實證基礎仍有待強化，但在臨床實務及家長的回饋中，許多策略及活動確實有助於改善孩童的許多情緒、行為問題，當然，前提必須是起源於感覺處理的需求或障礙所致。據此，本書欲透過感覺統合的理論、策略、活動，為溝通能力受限的遲緩孩童打造一座有愛無礙的橋樑。

本書除去複雜的理論架構，提供簡明易懂的職能治療概念及感覺統合理論，輔以豐富、多元、務實的策略方針與活動建議，對於臨床實務、教學內容、教養服務及居家生活，均可帶來極大的助益。除提供列點式的活動建議外，作者並與讀者分享常使用於結構式教學中的溝通圖卡，將其與感覺統合活動結合，讓讀者以及服務對象能夠更快掌握活動的精神與脈絡。

自閉症及廣泛性發展障礙孩童的問題需要長期的服務，甚或機構安置。在居家環境、教養環境中，需要具體可行的活動方案。尤其是在孩童成年後，疾病本身加上老化、退化、併發症等三重因素的影響，常會出現許多情緒與行為問題，此時需要為其架構正常的生活作息，並適當安排各種活動，滿足其感覺需求，將情緒與問題行為降至最低。此時，環境的設計、改造，以及感覺餐的安排，便更顯重要。

本書內容極為豐富、具體，但有許多活動源自於西方而有其文化背景。因此在使用各式活動時，建議您可和職能治療師一起討論，以本書內容作為框架，適當改造、替換活動，為孩童與你我之間打造一條康莊大道。

陳威勝

臺北市立陽明教養院保健課課長

2010 年 3 月

PART 1

歡迎！

　　本書提供父母、教師、職能治療師及其他專業人員極具實務性的資源。我們的重心在於自閉症或其他廣泛性發展障礙（PDD）診斷以及經歷異常之感覺處理及動作計畫功能障礙的孩童。我們欲使孩童、父母及服務提供者充權。我們將帶給你新的行為洞察──以及一些成功率較高的策略！

　　身為作者的我們是專精於感覺統合的職能治療師，且在使用此方法服務各種廣泛性發展障礙的兒童方面具有豐富的經驗。本書的概念成形於搜尋資源提供臨床實務之孩童簡易的活動建議及調適策略。由於資源相當有限，因此我們發展出自己的一套資源！多年來在各種設施環境下服務孩童的經驗累積，讓我們有機會發展並評估多種概念的有效性。

廣泛性發展障礙的分類 ●●●

　　一開始，我們將先建立本書中所使用的專門術語。目前是以和神經功能障礙有關之發展失能的行為定義，辨識自閉症或自閉型疾患及其他廣泛性發展障礙。這些疾病的診斷係以《精神疾患診斷與統計手冊第四版》（*Diagnostic and Statistical Manual of Mental Disorders, 4th Edition*）（APA, 1994）所描述的特殊行為特徵為依據。根據該手冊，廣泛性發展障礙被歸類為一種臨床疾患，並可細分為五種次分類。這些次分類包括：

- 自閉型疾患（Autistic Disorder）。
- 雷特症（Rett's Disorder）。
- 兒童期崩解症（Childhood Disintegrative Disorder）。
- 亞斯伯格症（Asperger's Disorder）。
- 廣泛性發展障礙（PDD）──未分類。

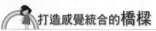
　　上述各次分類均有特殊的行為特徵與發作年齡。不過，他們均有共通的特徵，包括社會技巧不佳、溝通功能障礙及某些刻板行為。

　　此分類系統及專門術語會有某程度的混淆，因為 PDD 和自閉症的專門術語常可交互使用（Richards, 1997）。針對我們的目的，我們將使用 DSM 第四版手冊中的 PDD 術語定義。雖然我們認同區分 PDD 次分類的重要性，本書所呈現的資訊可適用於所有類型的 PDD 疾患。我們必須聲明，在我們回顧文獻時，許多書籍和文章均僅使用「自閉症」（autism）此一專門術語。

廣泛性發展障礙和感覺統合的歷史　●●●

　　在 1940 年代，Leo Kanner 首次創造「自閉症」此一專門術語時，他指的是「類似生理或智力障礙的生物學功能障礙」（Kanner, 1943）。他也討論孩童出現的知覺功能障礙，並詮釋對噪音及移動物品的過度反應。遺憾的是，在 1950 和 1960 年代，認為自閉症屬於生物學疾患的觀點似乎已失去其重要性。在此期間，自閉症被視為導因於冷酷「冰箱型母親」之教養型態所導致的情緒型疾患。

　　1970 年代，我們很慶幸看到重新將自閉症視為一種神經功能障礙。書籍和文章開始檢視特殊問題領域的特性。許多文獻著重於與該疾病有關的社交、溝通、行為及認知問題，也有愈來愈多的研究著重於 PDD 族群的知覺及感覺處理問題。Eric Schopler（1965）注意到許多他觀察的自閉症孩童，對視覺、前庭覺（動作）和聽覺刺激會有異常的反應。Ornitz（1971）將孩童期自閉症視為一種感覺統合疾患，且後續可被辨識出感覺輸入和動作輸出的調節問題（Ornitz, 1973）。

　　Carl Delacoto（1974）在他的書籍《終極陌生人》（*The Ultimate Stranger*）中，提出自閉症是一種導因於引起知覺功能失調的腦部傷害之疾病的假說。他提出自閉症族群表現出來的許多行為，均試圖使其神經系統正常

化。他相信如果你能夠改善感覺系統的運作功能，將能夠減少異常行為並增加注意力及完成活動的能力。

在 1970 年代，職能治療師 A. Jean Ayres 出版了兩本書：《感覺統合和學習障礙》（*Sensory Integration and Learning Disorders*, 1972）以及《感覺統合與孩童》（*Sensory Integration and the Child*, 1979）。Ayres（1979）將感覺統合定義為「組織感覺能力以提供應用」，並討論此處理功能出現障礙時，對行為及發展的影響。在《感覺統合與孩童》一書中，她以具讀者親善性的方式，回顧感覺統合理論，並提出和自閉症孩童有關的問題。Ayres 呈現的資訊支持 Delacoto 及 Ornitz 提出的假說。Ayres 並描述和感覺統合不足有關的行為問題，這些行為許多均與 Delacoto 及 Ornitz 的觀察一致。

另一位職能治療師 Knickerbocker（1980），也假設自閉症的許多行為表現可能和對感覺輸入之反應過度或不足有關。她認為透過特殊活動規劃好的感覺輸入，有助於正常化對感覺輸入的反應，並可改善行為。

Ornitz（1985, 1993）開始修訂其假說，並在文章中認為自閉症孩童會有登錄、調節、整合感覺刺激等障礙。他認為這些感覺處理功能上的差異，可能會導致自我刺激行為以及不規律的警醒度（arousal level）。

目前已有或許能夠支持這些假說的驗屍研究，且在自閉症個體的小腦及大腦邊緣區域內發現發展異常（Bauman & Kemper, 1994）。這些區域在感覺統合處理中具有重要的角色，包括調整感覺輸入。

有許多討論某些 PDD 孩童可能對感覺刺激出現異常反應的書籍和文章（Ayres & Tickle, 1980; Baranek & Bergson, 1994; Cesaroni & Garber, 1991; Richard, 1997; Greenspan & Wieder, 1998）。近來，自閉症成人可能會寫下自己的經驗，並對某些刺激自述有負面的回應和異常的敏感度（Grandin, 1986; Williams, 1992; Grandin & Scariano, 1992; McKean, 1994; Williams, 1994; Grandin, 1995; Williams, 1996）。這許多第一手資料均可驗證感覺統合理論的多種面向。

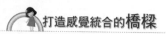
在 1985 和 1986 年，一位有自閉症疾患的女性 Temple Grandin 出版兩本書，內容描述了她本身對輕觸覺及聲音的敏感性。她討論某些對他人無傷害性的感覺形式，會如何影響其行為及情緒。例如：某些衣服材質會讓她極度焦慮、分心與不安；某些聲音會使她尖叫並搗住耳朵。

Grandin 討論她如何渴求深壓觸覺以及孩童及青少年的動作。她也表示深壓觸覺有助於冷靜並組織神經系統，以及減少對觸覺的過度敏感。正值青少年階段的 Grandin 前往一間農場，並頂住「牛靠架」。該設備的用途為藉由對身體一側產生壓力，而限制牛隻的活動範圍。她要求進入靠架，並相信這可提供她所渴求的壓力覺。她描述自己在靠架內的放鬆情形，以及如何更能夠組織自己的想法。Grandin 後來建造了自己專屬的「擠壓／抱抱機」。

Grandin 的經驗和 Ayres 及 Ornitz 對感覺處理與行為間之關係的假說一致。她自述「擠壓／抱抱機」的效益，驗證了深壓觸覺的正面反應（職能治療師常提出的冷靜及組織策略）。另一位女性自閉症疾患 Donna Williams，在她的兩本書中描述自己的感覺處理困難：《四處都是無名小卒》（*Nobody Nowhere*, 1992）和《重要地點重要人物》（*Somebody Somewhere*, 1994）。在她的書籍《自閉症：裡朝外法》（*Autism: An Inside-Out Approach*, 1996）中，Williams 提供許多策略，以協助 PDD 的個體，並建議使用深層觸覺壓力作為冷靜技巧使用。

從 1970 年代開始，職能治療文獻中有愈來愈多的文章開始提及，感覺統合功能障礙會如何造成我們在 PDD 孩童中觀察到的許多行為（Ayres & Heskett, 1972; Ayres & Tickle, 1980; Ayres & Mailloux, 1983; Becker, 1980; Chu, 1991; Clarke, 1983; Dunn & Fisher, 1983; Inamura et al., 1990; Williamson & Anzalone, 1996）。

也有許多特殊的書籍和文章提供介入策略與方法，以辨識出感覺統合問題，且會因應 PDD 個體而調整使用方法（Kientz & Dunn, 1996; King, 1991; Oetter, Richter, & Frick, 1995; Reisman, 1993; Reisman & Gross, 1992; Reisman & Hanschu, 1992; Royeen, 1986; Slavik et al.,

1984; Wilbarger, 1984; Wilbarger & Wilbarger, 1991; Wilbarger, 1995; Zisserman, 1992）。

本書內容 ●●●

　　書中第一部分解釋職能治療師在 PDD 孩童中的角色，並詳盡檢視感覺統合理論。為了更瞭解我們提出之建議的原因，我們鼓勵你閱讀第一部分。我們的目標在於讓理論易於被理解，當人們擁抱知識後，將可更容易因應個別的孩童需求而調整建議。

　　第二部分提供在孩童中辨識感覺統合問題的方法，以及多種策略與活動建議。並提出通用建議、處理棘手行為的特殊策略，以及完成某些活動的調整。前面的目錄將有助於你瀏覽第二部分的重點大綱。

　　我們強烈建議您在開始執行本書任何建議前，先向職能治療師諮詢。

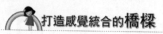

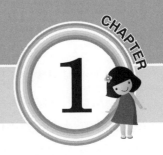

何謂職能治療？

CHAPTER 1

　　本章說明職能治療師在所有服務 PDD 孩童之團隊中的重要性。

　　職能治療是關心人們扮演其角色的功能以及執行活動之能力的一門健康服務專業。此專業的重心放在促進、恢復與維持具有各種能力及能力缺失之人們的生產力。

　　「職能治療師」（occupational therapist, OT）此一術語時常令人感到混淆，此術語帶來專業重心在於職業諮詢及工作訓練的誤解。職能（occupation）一詞在《韋氏字典》（*Webster's Dictionary*）中的定義為「個人參與的活動」。職能治療師負責促進所有日常活動中的技巧發展與獨立性。對成人而言，可能意味著檢視自我照顧、家務工作、休閒及工作等領域；兒童期的「職能」可能包括在公園和朋友玩耍、舔冰棒、洗手、如廁、使用剪刀、在學校進行寫字、跑步、跳躍、參與晨圈時間、參加游泳課。

　　職能治療師是接受行為及神經科學教育訓練的大學畢業生。他們受訓經由運用有意義的活動，協助人們發展技巧並促進獨立性。職能治療師可能會經由評估與治療提供個案直接服務，也可能經由諮詢、調解訓練、教育、計畫發展、個案管理及權益倡導，提供間接服務。職能治療師可在個案家中、兒童中心、學校、醫院、社區、私人機構及診所、工業或住宅設施中提供這些服務。

　　職能治療師能夠分析個體執行活動時必須具備的所有內在與外在因子。以正在學習寫字的一年級學生為例，欲學會該活動，學生必須有好的手功能技巧、好的坐姿與平衡、足夠的關節穩定度與肌肉耐力、良好的身體覺察及動作計畫、成熟的視知覺及視覺動作技巧、良好的專注能力以及足夠的感覺統合能力。

　　如果出現感覺統合障礙，學生在書寫活動中可能會遇到困難，因為她可能不喜歡紙張碰觸到手臂，或因為教室中的其他活動而高度分心。如果學生的動作計畫能力不佳，她可能無法引導運筆的動作，適當寫出要求的字母形狀。如果學生有發育不全的坐姿平衡，必須分析桌子及椅子的高度，且可能需要進行改變以提供最大的穩定性。

職能治療師關心能力與技巧的發展

能力

- 平衡與姿勢反應。
- 肌肉張力及肌力。
- 身體覺察。
- 精細動作能力（捏和握、操作技巧、運筆和剪刀使用、寫字）。
- 粗大動作能力（跑、跳、爬）。
- 動作計畫（計畫、起始、執行動作行為的能力）。
- 視知覺（形狀辨識、視覺記憶）。
- 視覺動作統合（複製圖形、積木仿疊）。
- 感覺統合（對感覺刺激的反應、區辨感覺輸入）。
- 行為（警醒度、注意力、問題解決技巧）。

技巧

- 自我照顧技巧（飲食、穿脫衣物、如廁、盥洗沐浴）。
- 社區生活技巧（使用大眾運輸、金錢知識、購物）。
- 學前技巧。
- 遊戲技巧（使用玩具、遊戲類型）。
- 社交技巧。
- 職前與職業技巧。

- 環境因素。
- 物理環境。
- 家庭情境。
- 社區支持。

職能治療師提供下述領域的諮詢服務

- 早期處遇計畫。
- 居家、學校及職業設施。
- 環境及設備改造。
- 物理輔具及輔助裝置。
- 行為策略。

職能治療和 PDD 兒童 ●●●

在 1940 年代和 1970 年代初期，對於 PDD 個案之專業介入的職能治療文獻相當少。文獻包括了著重於自我照顧及遊戲技巧發展的描述，以及涵蓋工藝品使用、音樂治療及行為改變等治療實務的描述（Bloomer & Rose, 1989）。

當 A. Jean Ayres 博士在 1972 與 1979 年出版兩本感覺統合理論的書籍時，對於職能治療實務帶來重大的衝擊（Fisher et al., 1991），並提供新的架構去瞭解會影響個人參與活動之能力的因素。感覺統合理論也激勵新評估程序及治療策略的研發。

職能治療師開始觀察個案對不同類型之感覺的反應，並觀察他們可否有效組織並使用感覺資訊。感覺統合理論成為職能治療師服務 PDD 個案時一個有用的架構，因為這些個案中，許多均對感覺刺激有不尋常的反應。

職能治療在 PDD 個案中扮演的角色到了 1990 年代逐漸獲得認可，主要是因為：

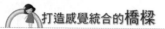
- 感覺統合理論及實務的演變。
- 對自閉症神經生物學的研究。
- 自閉症成人患者親筆撰寫的第一手資料，描述對於感覺處理上的困難。

　　現在有許多職能治療的文章及書籍探討感覺統合理論，及其對 PDD 個案的影響。職能治療師常成為 PDD 工作坊、研討會及協會會議的演講者。網際網路上亦有許多由家長及專業人員共享的職能治療相關資訊。

身為職能治療師的角色 ●●●

　　身為職能治療師，對於 PDD 兒童的服務係以感覺統合理論引導之，但也會運用其他理論和技術。我們採取整體的兒童觀，並倚賴廣泛的處遇策略，符合孩童的個別需求。例如，職能治療師接受「活動分析」的訓練以教導個案新的技巧。在我們教導穿脫衣物、進食及如廁技巧時，此技術極為重要。為提升學習及行為表現，我們結合感覺統合理論與活動分析的知識。在教導新技巧時，我們使個案適應感覺問題或動作計畫障礙。

　　在評估 PDD 孩童時，我們會判定干擾其參與兒童期活動的因素為何。或許身體覺察力不足導致了不成熟的協調度，並阻礙孩童學習獨立的進食及穿脫衣物技巧。有些孩童可能在進食方面有困難，因為他（她）對於觸覺過度敏感，而不喜歡湯匙放入嘴巴的感覺或不喜歡嘴巴內食物的質地。

　　評估 PDD 孩童時一般並未使用正式或標準化的測驗，因為這些孩童時常對於遵循標準化指令缺乏注意力、理解力或動機。相對地，我們仰賴在非正式環境下或自然環境中觀察孩童執行想要進行的活動。我們也強烈仰賴父母親的觀察與孩童行為的詳細紀錄。可透過父母親和參與孩童及其家庭的專業人員，使用問卷及訪談而取得此資訊。

　　一旦完成評估後，我們檢視父母親的發現，並一起決定孩童目標的排序。如果只有動作發展上輕度遲緩，且感覺處理功能似乎完整無缺陷，那

麼可能並不適合提供職能治療介入。不過,如果動作技巧障礙和(或)感覺處理不良明顯受到技巧發展及行為的干擾,則職能治療師將扮演介入團隊中重要的一員。

需要職能治療介入時,我們時常建議結合規律的治療課程與居家及學校方案。如果合適的話,我們會觀察孩童繼續接受治療。治療課程可促進孩童對於感覺輸入做出更適當的反應,並改善身體覺察與動作技巧。

在諮詢時,我們可協助其他專業人員及父母分析孩童表現出來的特殊行為。我們可判定該行為是否與感覺需求或動作障礙有關。我們會依據個別孩童的需求提供活動及方案的建議。有些孩童需要「感覺餐」(請見第5章),這是一種特殊的感覺活動排程,旨在幫助孩童維持冷靜、放鬆及注意力。我們也會建議進食、如廁及穿脫衣物的技巧,以達到並維持在這些活動及其他日常生活技巧中的獨立性。

我們時常服務可能參與特殊處遇方案的家屬。在我們的臨床實務中,許多孩童會參與應用行為分析(Applied Behavioural Analysis, ABA)的方案,且我們時常提供建議強化此方案。例如,取決於孩童的感覺需求,我們可以建議在 ABA 課程的下課期間,讓孩童參與打鬧遊戲及彈跳活動。欲提升對活動的注意力,我們可以建議使用重量背心或調整座位讓孩童參與桌上活動。對於參與地板時間方案(Greenspan & Weider, 1998)或米勒方法(Miller Method)(Miller & Miller, 1989)的孩童,我們可以建議促進參與度及注意力的活動。

個案研究

瑞秋是一位九歲女孩,被診斷為自閉症疾患。瑞秋與父母及兩位手足一起住在家中。她無口語能力,但可使用眨眼及手勢進行溝通,並開始使用「圖片交換溝通系統」(Bondy & Frost, 1997)。她有非常高的活動力,在參與結構性的活動有很大的困難,且僅能起始有限的目的性活動。她會表現多種刻板行為或自我刺激行為,包括搖擺、跳躍及拍手。瑞秋對聽覺刺激過度敏感,且對於

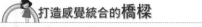
不預期的噪音會出現驚嚇反應。她是一個專門為廣泛性發展疾患之個案及其家屬提供服務之機構的個案。因為自虐行為的增加、睡眠型態不良與精細動作發展遲緩，而需要對瑞秋進行職能治療諮詢。

評估：職能治療評估包括非正式的臨床觀察、父母及老師會談以及問卷使用。瑞秋開始用指甲深壓自己的手指，且當她在學校中面臨壓力時，此行為的出現頻率就會增加。使用「Durand 動機評量表」（Durand Motivation Assessment Scale）（Durand, 1986）分析瑞秋的自虐行為，且治療師認為瑞秋的動機需要感覺刺激。「感覺行為量表分析」（Analysis of Sensory Behaviour Inventory）（Morton & Wolford, 1994）顯示出，瑞秋對於提供本體覺輸入（對肌肉的深層壓力與關節擠壓）的活動具有強烈偏好。她跳到沙發及床上，窩到小空間內，穿緊身衣並戴上帽子，並與其父母擠在一起取得舒適感。

瑞秋表現出不成熟的捏握動作，並干擾了紙筆活動及自我照顧技巧。因為容易受聲音干擾，瑞秋在家中及學校中難以參加活動。她的活動量及自虐行為在嘈雜環境中會增多。瑞秋的家人在她睡著後需要非常安靜，因為她很容易因任何不預期的雜音而醒過來。

處遇：治療師使用感覺統合理論，輔助解釋瑞秋的自我刺激及自虐行為。瑞秋可能已發現本體覺刺激可協助她冷靜並組織神經系統。並懷疑施加於手指上的壓力和瑞秋適應壓力情境的能力有關。因此須探究可取代提供壓力且較為社會所接受又不具傷害性的方法。

治療師建議瑞秋在家中及學校中規律地運動，包括在迷你跳床上彈跳、拔河比賽以及捶沙袋。這些運動列在視覺化的活動排程上，幫助她預期活動的到來。瑞秋在可能有壓力的情境中，在手指包覆彈性馬尾髮圈。重要的是在她包覆馬尾髮圈時給予監督，因為她偶爾會將手指包覆過緊。治療師建議瑞秋在教室及家中需要參與結構式活動時穿上重量背心。瑞秋也開始穿戴母親所設計類似「束腰」的衣服上床睡覺。這些衣服提供的本

體覺輸入，有助於減低對感覺刺激的過度敏感。

欲進一步發展瑞秋的捏握動作，治療師讓瑞秋使用折斷的蠟筆畫圖，並在鉛筆上使用 Stetro® 握筆器。瑞秋喜歡貼紙，因此鼓勵她撕下小貼紙並拼貼新的圖形。瑞秋可敏捷地在木椿上包覆彈性緄帶，因為她喜歡這個活動，此活動可鼓勵使用成熟的捏動作。

預後結果：瑞秋的自虐行為明顯減少，且在手指纏繞彈性馬尾髮圈的需求性已經減低。她的自我刺激行為也隨著在運動中提供更適切、似乎可滿足其本體覺輸入需求的刺激而減少。瑞秋的注意力行為獲得改善。她開始發展出初階的電腦技巧，且在溝通訓練中更具配合性。瑞秋開始一覺安睡到天亮，這是前所未有的。而且她也在鉛筆使用及自我照顧技巧上展現進步，更能夠抓握並操作物品。

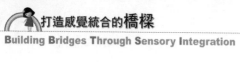

什麼是感覺統合？

想像你自己在一個農村。你正站在船塢上，即將爬上獨木舟。你將一隻腳踩進獨木舟，並且當你要準備踏進去時，獨木舟開始搖晃。你自發地調整你的身體以維持自己的平衡並且緩慢地坐下來，坐在位置中央。這就是感覺統合。

我們的身體與環境將資訊透過我們的感官傳入我們的腦中。我們處理並且組織這些資訊，因此可以感到舒適與安全。然後我們能夠對特定情境與環境需求有適當的反應。這就是感覺統合。

感覺統合是生於我們所有人當中的一種神經學過程。我們皆從自己的身體以及環繞著我們的世界中接收感覺資訊。我們的大腦為組織或「統合」這些資訊做計畫，使它變得對我們有意義。這樣的統合讓我們對我們所接收到的特定感覺輸入產生自發性的、有效的並且舒適的反應。圖1描繪對發展有貢獻的感覺統合過程。

當進入獨木舟時，你從各類的感覺管道接收資訊。你的觸覺系統

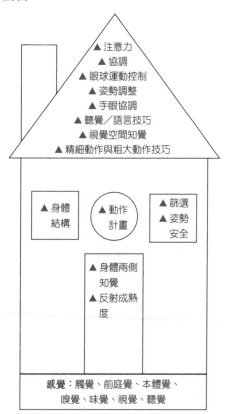

圖1　作為學習基礎的感覺統合
　　資料來源：改編自 A. Jean Ayres Ph. 的感覺統合理論

告訴你，你的腳在獨木舟的底部；你的本體覺告訴你，你肌肉與關節的位置；你的前庭覺告訴你，你失去重心了，而且你正在一個移動的表面；你的視覺系統判定此獨木舟比船塢還低。

假如你有好的感覺統合，處理與組織資訊的過程會自發地產生。當小船移動時，你不會變得過度擔心害怕，因為你有信心可以維持你的平衡。下意識地你可以進行良好的調整並重新獲得你的重心位置。你可以把身體放低至位子上，因為你可以判斷位子的距離與大小。你也可以有好的知覺知道應該坐哪裡，以及移動多少讓自己坐在中央。

對於一個沒有好的感覺統合能力的孩子而言，爬入獨木舟可能是一個災難。有些孩童可能害怕爬入船內的視野，因為他們對移動覺得不舒服或過度敏感。而其他孩童可能過度自信，並且可能無法察知在一個移動的物件上維持平衡時可能發生什麼事。他們可能快速爬進獨木舟，因他們身體知覺不佳而將他們所有的重量放在獨木舟的一邊，使獨木舟傾斜。

近年來，「感覺統合」以及「感覺處理」這些專有名詞有時會替換地使用。我們使用「感覺統合」這個專有名詞，是因為 A. Jean Ayres 博士使用這個專有名詞，而且我們覺得它比較能反映當我們接收並且組織感覺資訊時發生在神經系統內的狀況。

感覺統合理論是如何發展的？ ●●●

A. Jean Ayres 首先提出感覺統合理論。在 1950 年代晚期及 1960 年代早期，她是一位兒童中心的職能治療臨床工作者，她對於大腦如何運作產生濃厚的興趣。於是她回到大學工作，獲得博士學位並且從事博士後研究員的工作。在她的研究期間，以神經科學領域中已建立的知識與理論為基礎，發展出出感覺統合理論（Fisher, Murray, & Bundy, 1991）。除了兩本著作，Ayres 博士也發展了兩套測驗組評估確認感覺統合問題（Ayres, 1979; Ayres, 1985）。

　　她的理論描述了正常感覺統合能力，定義感覺統合失能，並且使用感覺統合技巧指引治療介入方案（Fisher et al., 1991）。這個理論持續發展並且提供有各式各樣特定需求的孩童與成人一個介入的架構。這個感覺統合理論不僅對職能治療而言是一個重要的理論參考架構，同時也成為對其他專業而言具有價值的指引（Windeck & Laurel, 1989; Mora & Kashman, 1997）。

感覺統合如何發生？ ●●●

　　Williamson 與 Anzalone（1996）確認五個相關元素有助於解釋感覺統合如何發生。這些元素是：

1. 感覺登錄。
2. 定向。
3. 解釋。
4. 組織反應。
5. 執行反應。

(一) 感覺登錄

　　當我們第一次察覺到感覺事件時，感覺登錄就發生了。「有某樣東西正在觸碰我」或者「我聽見某個聲音」，我們可能在某種形式的感覺輸入達到某一個閾值或強度時，才會察覺到它。你的「感覺閾值」整天都在變化，取決於你先前的感覺與情緒經驗、你的警醒度與緊張程度如何，以及你期待什麼而定。

　　你可能不會察覺一隻蚊子在窗戶邊嗡嗡叫，但當牠飛到你的頭附近，你會有某些聽見什麼的察覺。你以前曾經經驗那個聲音，並且你預期蚊子來了並咬一口可能持續發癢幾天。

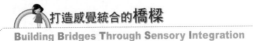
當你高度警醒或焦慮，你的感覺閾值會較低，並且你可能登錄其他時間會忽略的感覺輸入。假如你晚上被一個大聲的「砰砰砰」聲音吵醒，你可能變得高度警醒並且過度警戒。你可能會注意或「登錄」一天中從未注意過的階梯嘎吱嘎吱以及房屋設備嗡嗡的聲響。

應用於廣泛性發展障礙

許多孩童與成人有廣泛性發展障礙，會對感覺刺激過度登錄或過度敏感。有些個案會自述他們聽得見來自其他房間的低語或幾哩遠的火車聲音；有些則自述某些衣服材質感覺起來像砂紙。

Kientz 與 Dunn（1997）使用「感覺史量表」（The Sensory Profile）比較有自閉症與非自閉症孩童的表現。研究者發現量表中 85% 的項目可區辨那些有自閉症與沒有自閉症的孩童。對於觸覺與聽覺刺激過度敏感是最常見的項目，而對於觸覺與聲音過度敏感也常被有自閉症的成人舉出（Grandin, 1986, 1995; McKean, 1994; Williams, 1992）。

有自閉症的孩童與成人可能也對感覺訊息低登錄。他們可能不會注意到某人叫他們，或是可能不像其他人一般感到疼痛，並且只有當感覺刺激極度誇張時才有反應。

Greenspan 與 Weider（1998）回顧兩百位診斷為自閉症障礙孩童的感覺處理模式，發現這些孩童中 94% 顯示不尋常的感覺處理模式（39% 為反應不足，19% 為反應過度，而 36% 顯示反應不足與反應過度的混合型）。

他們對感覺輸入的反應可能是高度不一致，而且每天都不一樣，認知到這一點是很重要的。同時，有些出現對感覺輸入不反應的孩童事實上可能對感覺刺激高度敏感。他們出現不反應可能是因為他們的神經系統已經「關閉」，以保護他們免於接受接踵而來的感覺刺激。

反應過度的範例

- 對於某些聲音感到苦惱。

- 對光線敏感。
- 對某些材質感到不舒服。
- 厭惡某些聲音或味道。
- 對高度與移動有非理性的恐懼。
- 頻繁的眨眼反應。

反應不足的範例

- 忽視突然或巨大的聲音。
- 沒有察覺疼痛的衝撞、擦傷、割傷等等。
- 沒有眨眼反應。
- 對環境、人或事缺乏注意。
- 過度旋轉沒有暈眩感。
- 反應延遲。
  更完整的觀察表請見第 4 章。

(二) 定向

感覺定向可讓你注意所接收到的新的感覺資訊。「有東西碰到我的手臂」或「我聽見我頭上附近有嗡嗡的聲音」。我們可以決定何種感覺資訊需要加以注意以及何種感覺可以被忽略，這些皆透過感覺調節以及抑制與誘發功能完成。

大腦可以有效地調節或平衡進入腦部的感覺資訊功能。我們不可能注意所處環境中所有感覺刺激，假若所有感覺輸入同等重要，我們便無法選擇對特定情境的相關刺激。

當接聽電話時，你的大腦決定話筒內的聲音是重要的並且需要你的專注。而此時，電視的聲音、你的穿著與首飾的感覺，以及你的手放在哪裡等，也就變得並不那麼重要。

感覺調節對於調節腦部活動程度以及我們的活動程度是必要的。Ayres（1979）將調節的過程比喻為流量控制。若所接收的感覺資訊「太

大聲」、「太強烈」或「太不重要」，我們的大腦可以抑制或「拒絕」資訊的流入。此抑制的神經學過程避免我們專注不重要的感覺。抑制的過程讓我們專注於電話的交談並且忽略來自電視的聲音。

當我們需要將「音量」調大時，我們仰賴誘發功能。有時我們需要協助以回應有意義的感覺，而此時誘發功能的神經學過程即被活躍。當我們坐在課堂上且警醒度低時，我們可能未適度地注意教授的聲音。誘發過程協助我們專注聲音並且轉向演講者。感覺調節是無意識地發生並且導致抑制與誘發平衡。

應用於廣泛性發展障礙

許多 PDD 的孩童感覺調節功能不佳。非典型感覺登錄與定向可干擾抑制與誘發過程。有些孩童可能無法遵從口語指示或與他人互動，因為他（她）專注於風的「無意義」感覺，而非他（她）的臉或空氣中的灰塵粒子；有的孩童可能由於某種感覺不知所措或不舒服，而顯露害怕與焦慮。

(三) 解釋

我們的大腦整合感覺資訊以及描述其品質。「我以絲織品輕觸我的手臂」、「我聽見一個很大聲的女性聲音告訴我該吃晚餐了」。解釋感覺資訊的能力讓我們決定對什麼反應以及是否有威脅。我們將新的感覺經驗與舊的做比較，我們的語言、記憶以及情緒中心也含括進解釋的過程中。

> 我聞到了什麼味道，它聞起來像正在烤麵包的味道。我喜歡這個味道！它讓我覺得快樂。這個味道讓我回憶起小時候，對我而言要找出味道從哪來並不困難。

你的神經系統也可對感覺輸入做出反應以保護你避免傷害。想像你獨自在家，正在讀一本書。你丈夫因為出差明天才能回家。突然，有人輕輕

拍你的肩膀，你的心跳突然加速，呼吸加快，突然冒汗，並且從椅子上跳起來。你的身體已經準備好朝碰觸你的人跑去或衝過去。當你意會到那是你的丈夫時，你的身體放鬆下來，並且呼吸與心跳都回復正常。

這是神經系統的「驚嚇、逃跑、戰鬥」反應，幫助保護身體免於潛在性傷害。此反應能立即增加心跳速率與呼吸、血液自消化系統分流至肌肉。有時此反應是適合的，若拍你肩膀的人是竊賊而非你的丈夫，你會希望你的身體能立即反應。若你的心跳速率與呼吸增加並且更多血液流至肌肉，你會有較佳的準備逃離竊賊。

應用於廣泛性發展障礙

PDD 個體之非典型語言、記憶與情緒發展可能會干擾其解讀感覺資訊的能力。感覺經驗可能無法充分地被貼標籤或記得。熟悉的、愉悅的感覺經驗可能無法正確地與正向情緒連結。PDD 個體也可能對感覺登錄與定向階段有困難，而接續著妨礙解讀過程。若我們的輸入是扭曲的、不一致的、太強烈或太微弱，對於解讀感覺資訊而言都會有所困難。

感覺可能不斷被解釋為新的或不熟悉的。當沒有熟悉的感覺時，這世界可能會令人感到相當混淆。PDD 孩童與成人或許有轉換困難，而且可能對秩序或設定規範變得固執的原因之一，在於對他們而言，必須在難以理解的不同感覺轟炸他們的世界中，努力尋求預測性。如之前所提及，PDD 個案較常自述對感覺輸入過度敏感。

「感覺防禦」此名詞描述一種負向或伴隨警戒地回應一般認為無害的感覺的傾向（Wilbarger & Wilbarger, 1991）。孩童可能防衛所有感覺輸入形式或一種特定感覺。防衛反應可能有高度的變異以及不一致，Wilbarger 與 Wilbarger（1991）提出 15% 的一般人口可能有輕度、中度或重度形式的感覺防禦。PDD 個體感覺防禦的比例仍未知，但數字可能顯著並且對行為的影響可容易觀察而得。

感覺防禦行為的範例

- 碰觸或觸覺防禦──避開他人碰觸；不喜歡混亂的遊戲；對某種衣物材質與標籤感到難受過敏。
- 重力不安全感──害怕且不喜歡身體位置的移動與改變；對於頭部位置改變覺得不舒服；害怕雙腳離開地面。
- 聽覺防禦──對大聲、未預期或特定聲音過度敏感；害怕某些器具如真空吸塵器或吹風機。
- 視覺防禦──對於強烈或不同形式的光線過度敏感；避開陽光或瞇起眼睛；迴避眼神接觸；不喜歡來自電視與電腦的強光。
- 口腔防禦──合併碰觸、味道與味覺過度敏感；不喜歡某些食物口感與類型；刷牙與洗臉有困難。
- 其他──可能對味道或味覺過度敏感；有些孩童會對某種味道作嘔；可藉由味覺確認特定品牌的食物。

感覺防禦的孩童當受到他們不喜歡的感覺轟炸時，處於高度焦慮下運作，並且可能助長「驚嚇、逃跑、戰鬥」反應。當他們常常處於過度警醒狀態時，他們變得過度警戒並且閾值較低，這讓他們對感覺輸入更有反應。

這些感覺防禦孩童可能迴避感覺以避免負向反應，但他們也可能向外尋求某種感覺作為調適策略。某種形式的感覺輸入，如深觸壓覺，可以有助於降低對感覺輸入過度的反應。碰撞物品、跳躍與緊抱枕頭與家具，可能讓孩童成功找到冷靜或有組織的策略。某些孩童可能參與某種類型的感覺尋求行為，以遮擋不舒服的感覺。例如某些孩童透過哼唱或胡說創造過量噪音，以遮擋煩躁或不預期的噪音。

(四) 組織反應

我們的大腦決定是否必須對感覺信息做出反應，並且我們選擇這個反應。此反應可能是生理、情緒或認知的。記得我們之前提到蚊子停留在你身體上的範例嗎？你可以選擇以不同的方式對感覺做反應：

生理反應──「我要打蚊子。」

情緒反應──「我覺得焦慮。我不想要蚊子咬我。」

認知反應──「我選擇忽略這隻蚊子。」

應用於廣泛性發展障礙

登錄、定向及（或）解釋困難，影響了對感覺輸入組織反應的能力。若輸入的本質與意義不清楚，便無法組織對感覺輸入的合適反應。針對某些而言，若輸入被解讀為有害的，反應可能很誇張。此「驚嚇、逃跑、戰鬥」反應可能被引發。至於其他則因為輸入沒有登錄，可能沒有輸入反應。

PDD 個體的非典型認知與情緒發展會進一步干擾組織反應的能力。他們的情緒反應可能誇張或最小化，而且他們可能經驗到維持注意力、規劃與比較選擇以及動作計畫起始的問題。

(五) 執行反應

執行對感覺信息的動作、認知或情緒反應是感覺整合過程的最後階段。然而，若為動作反應（例如：打蚊子），此動作產生一個新的感覺經驗，作為大腦接收關於身體動作與碰觸的資訊──那麼此過程會再次開始。

此執行一個合適反應的能力取決於先前的元素以及適當的動作計畫能力。動作計畫是一種執行有目的性活動的能力，我們將在本章後續討論。

應用於廣泛性發展障礙

動作計畫能力受損日漸被認為是 PDD 的一項特徵。Greenspan 與 Wieder（1998）回顧兩百名診斷為廣泛性自閉症障礙孩童，報告指出 100% 的孩童都經驗到某種動作計畫問題。動作計畫受損顯著干擾計畫與執行動作反應的能力。

David Hill 與 Martha Leary（1993）在許多 PDD 個體身上可觀察行為中提供有價值的洞察。他們認為某種行為與特定類型的動作或動作擾亂有強烈相關。他們確認在其他神經學狀態相似的動作擾亂，包括帕金森氏症、妥瑞氏症候群以及緊張症。他們認為此動作擾亂與動作計畫受損有關，並且反應出難以開始、執行、停止、合併與轉換動作行動。因此，提供動作相關引導時，不順從的孩童或參與持續或自我刺激行為的孩童，可能難以開始、轉換或停止動作行動。

感覺整合能力受損可能引起或導致這些動作計畫困難，因為適度處理來自身體與環境的感覺資訊的過程，是有效執行、調節與改變動作活動所必要的。

感覺統合的結果為何？ ●●●

感覺統合有助於發展自我調節、舒適、動作計畫、動作技巧、注意力以及學習準備度。我們將更仔細地檢視較不熟悉的兩個系統——自我調節與動作計畫。

(一) 自我調節

自我調節為神經系統的能力，可以達到、維持以及改變覺醒或警醒程度（Williams & Shellenberger, 1994）。這些程度的改變，取決於特定情境與活動的需求。

覺醒（arousal）指的是我們的警醒程度，是一種可以維持合適覺醒狀態，發展自我們平衡來自周遭環境感覺輸入的能力。正常的覺醒狀態，對發展以下能力而言非常重要：

- 對任務的注意力。
- 衝動控制。
- 挫折耐受度。
- 情緒反應的平衡。

　　我們的覺醒狀態隨著每天而變。我們每個人使用各式各樣的策略調節我們的覺醒程度。對於大部分人而言，我們的覺醒狀態在我們起床與開始早晨常規活動時是相當低的。對有些人來說，他們的覺醒狀態在快速沖澡後會增加，有些人可能需要一杯咖啡來提神，而有些人可能感覺在晨跑後會較清醒。

　　在上班的途中，若你坐地鐵緩慢地搖晃使你昏昏欲睡，你的覺醒程度可能降低；而當你走出地鐵受到尖銳的煞車聲與喇叭聲轟炸時，你的覺醒程度可能增加。當你於辦公桌前工作兩個小時後，你可能感到難以專心，且非常明確地瞭解藉著伸展身體或快步走至開飲機，將能增加你的覺醒程度以及增加專注工作的能力。

　　現在是下午兩點半，而你正在開會。這人的演說聲音低沉且毫無生氣，他低沉單調地說了一個小時。你的老闆也在場，而你正想開始打瞌睡。你開始用熟悉的策略保持清醒——在你的椅子上稍微移動，趕緊放一顆薄荷糖至口中，或玩弄著你的頭髮。

　　提升自我調節的策略要考量不同感覺對神經系統的效果。記住某種類型的感覺可興奮神經系統，而其他感覺可放鬆神經系統。

　　有感覺統合問題的孩童常常難以達到及維持正常的覺醒程度。正常的覺醒程度取決於適度地感覺調節。當個體無法合適地反應感覺資訊時，發展策略以改變覺醒程度是困難的。覺醒程度可直接受對感覺輸入的反應所影響。過度反應可增加覺醒，而反應過低則覺醒程度不足。

　　喬依是一個五歲大的亞斯伯格症男孩。他幼稚園的班級剛從運動場回來，而現在是晨間暖身時間。喬依因在外面高度的活動而有高度覺醒程度，但他現在必須坐下並且注意傾聽故事。其他小朋友剛開始稍微焦躁不安，但有些孩子不久就平靜下來並且開始傾

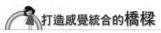
聽故事。有些小朋友則藉由坐在椅子上、吸吮自己的拇指或玩自己的頭髮，讓自己冷靜下來。

喬依無法平靜下來，他依舊維持高度覺醒。他因所有在教室內可見的玩具而分心。他聽見老師助理在教室後面準備點心，他想要知道什麼聞起來這麼香以及他的點心是什麼。喬依想要聽故事，但他不斷從椅子上起來，碰撞坐在他身旁的同學，持續地調整他的姿勢以及頻繁地大叫。

喬依的感覺調節不佳，他不能平衡進入的感覺資訊。他無法決定何種感覺資訊是重要的，且需要他的注意。喬依不能決定他能使用何種策略以提升他坐在圈圈內聽故事的能力。為了協助喬依自我調節，提供深壓觸覺的策略可以併入他的作息慣例。例如，從外面進來時，拔河遊戲或許對喬依有幫助，並且若他穿著加重背心，他可能較能好好參與晨間時間。

Williams 與 Shellenberger（1994）在他們的書《你的引擎效率如何？──自我調節警醒方案領導指引》（*How Does Your Engine Run? A Leader's Guide to The Alert Program for Self-Regulation*）中，描述他們發展了一套非常棒的教導自我調節策略的方案。方案教導孩童與成人如何組織他們自己改變覺醒或警醒程度，以及這些程度如何衝擊學習、行為與注意力。Williams 與 Shellenberger 提供一定範圍的策略，可以輕易地教會孩童幫助他們增加或減少覺醒。

應用於廣泛性發展障礙

許多 PDD 孩童與成人似乎難以自我調節（Siegel, 1996）。自我調節困難可能導致許多可在 PDD 個體身上觀察到的行為。這些行為包括：對感覺刺激的無關或誇張反應、參與任務能力不一致、衝動控制不佳、有限的挫折耐受度，以及波動的情緒反應。

　　許多 PDD 孩童與成人也處於高度焦慮狀態下，而增加其覺醒度。當覺醒增加時，感覺閾值較低，非常大量的感覺輸入因此登錄。嘗試與決定觀察所得的行為，是否與感覺防禦或已存在焦慮有關很重要。然而，相似的冷靜策略，對降低焦慮以及限制感覺防禦反應可能有用。

　　無論 PDD 孩童能否口語表達，他們皆可學習各種策略以協助自我調節。這些策略呈現於本書第二部分。

(二) 動作計畫

　　動作計畫（失用症）為決定身體必須做什麼然後執行的過程。失用症（praxis）來自希臘字的「動作」。動作計畫（motor planning）以及失用症指的是相同的過程，包括構想、計畫、排序以及執行動作。動作計畫協助組織及執行對輸入反應的感覺統合過程。動作計畫依賴來自身體與環境的感覺回饋，以及語言、記憶與認知或思考技巧。這是非常複雜的過程，涉及大腦許多部分與功能。

　　動作計畫的步驟包括：

* 創造一個想法。
* 使用感覺回饋決定身體的開始位置。
* 起始動作。
* 排序此動作需要的步驟。
* 照著調整動作。
* 停止動作。

　　羅比看著他坐在架子上的邦尼（Barney®）玩偶。他決定要讓邦尼在運輸車上騎腳踏車。他必須踮腳尖並且伸長手臂才能拿邦尼。接著，他必須走一小段路帶著邦尼，並且將他擺在推車上。此推車對一個三歲孩子而言相當重，所以羅比必須用盡力氣拉著推車環繞整個房間。

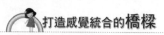
他快速地移動，但當他接近房間角落時，他非常謹慎並且放慢速度，以使得推車不會劃傷牆壁。不久他開始覺得疲累以及對此遊戲感到無聊。羅比放鬆他的肌肉，停止拉推車並且跑去玩米老鼠。

羅比的行動似乎很簡單，但讓他參與此類活動的過程非常複雜。他首先必須想出在推車上放邦尼的想法。他知道邦尼及推車都是玩具，而且他記得玩邦尼的時候的愉快經驗。他知道他可以自架子上將邦尼拿下來，而且他瞭解推車的功能。此過程稱為「意念形成」（ideation），而且包括語言、認知、記憶以及情緒元素。

動作計畫也依賴感覺統合過程。感覺統合提供我們來自身體與環境的資訊，此有助於我們計畫、執行、監控以及調整我們的動作。

模仿是動作計畫的早期形式。嬰兒模仿手勢與臉部表達在兒童發展是一個重要的里程碑，這對動作發展與溝通以及嬰兒與父母間人際連結而言也很重要（Trott et al., 1993）。

當嬰兒與學步期兒童移動以及探索他們的世界時，他們受到許多感覺的干擾。他們知道自己的身體與物體、人，還有地心引力間的關係。透過這些感覺，他們發展身體地圖或身體概念。當需要重複的類似移動模式時，運動經驗創造記憶可以用於未來。這讓我們概化技巧，所以我們可以在不同情境執行類似的動作。我們也可以借用已存在的動作計畫以建立新的或延伸的動作。

學步期孩童無數次地爬上階梯、爬下階梯，學習關於他們與階梯的位置。他們學習腳要抬多高以及放多低；他們學習梯子發出什麼聲音以及當他們的雙腳碰到階梯時，他們的感覺為何。最初，他們慢慢地進行並且總是低頭看著他們的腳，以確定他們的腳合適地移動。不久他們可以快速地順利通過階梯，並且可以在日托中心、祖母家以及在運動場邊快速地順利爬樓梯。

孩子開始發展建構能力，這是另一種動作計畫形式。包括積木建築物以創造高塔、串豆豆以及排列家具以建構堡壘。要能成功地完成這些任

務，需要來自我們身體與物體間關係的回饋，以及接收與確認不同物件特性的能力。動作計畫的前饋（feed-forward）與回饋（feedback）元素，有助於我們決定當我們移動時，即將發生的與已經發生的情形。依賴前饋，我們可以預期完成動作所需的步驟、力氣以及速度。此過程幫助我們準備提起很重的旅行箱或雜貨提袋。回饋是當我們執行動作時接收的資訊，這讓我們能監控以及調整我們所需的動作。

當我們學習一個新的技巧，如編織、網球、駕駛或滑雪時，一開始必須運用高度能量以及專注於執行所需的動作。你會很容易疲倦，你的挫折耐受度有限，而且你無法自在地參與談話，因為你所有的注意力都需要導向此任務。若你有好的動作計畫能力，你可以快速地通過此學習期。你不須隨時有意識地思考以及計畫所有的動作。你可一邊談論正事，同時進行長時間的活動。使用非慣用手寫字恰可描述，在完成一項不熟悉的任務時，你是多麼難集中你的專注力。

好的動作計畫是非常省時省力的，它能讓我們執行熟悉的任務時無須多想每個步驟。我們多數人可以在下班開車回家時腦中同時計畫著晚上的活動，不必記住要走哪條路即可避開塞車而順利返家。當我們將能量放在其他思考過程時，我們可以進行「自動化導航」。

(三) 動作協調障礙（動作計畫障礙）

「動作協調障礙」（dyspraxia）意指動作計畫困難。動作計畫是非常複雜的過程，於過程中有許多領域可能被中斷。

此類動作計畫問題類型，亦即感覺統合理論可能提及包括觸覺、前庭覺或本體覺系統資訊處理無效率。此類型動作計畫問題的孩童對於學習新的動作任務有困難，但重複練習後他們的勝任感會改善。然而，他們的勝任感常常對於特定任務仍維持特定限制，他們練習了特定任務而無法概化至相似的活動（Fisher et al., 1991）。由於身體概念與不適切的動作經驗記憶有限，需要運用過度能量與專注力以執行動作任務。

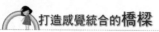
　　動作計畫困難會讓人相當挫折與混淆。孩童往往知道他（她）想要去做以及瞭解指令，但就是無法使用完成任務的動作計畫。

　　這是凱倫在兒童遊樂場的第一天。指導者開始示範暖身運動。凱倫對模仿指導者的運動感到困擾。當孩童被要求在運動場邊跳躍，凱倫很難跟上團體。她試著跳躍但無法交替地抬起腳。接著，團體進行翻筋斗，凱倫無法照著做。這是她最喜愛的活動之一，她在家持續地練習。在課堂最後，孩童坐著圍成一個圈圈，指導者示範了某些帶動唱。凱倫無法做兒歌「小小蜘蛛」（Eensy Weensy Spider）或「嗶嗶巴士」（The Wheels on the Bus）的動作，而且在進行「頭兒肩膀」遊戲的時候，她的動作比其他孩童慢。凱倫帶著挫折，不快樂地回家。

　　動作計畫問題孩童的動作執行常常非常不一致。他們可能輕易地進行某些複雜動作（如翻筋斗），而在一些看似簡單的動作上有所困難（如玩「頭兒肩膀」的遊戲）。他們的動作能力明顯地受練習、疲倦程度與他們的專注能力所影響。動作表現可以每天不同或每分鐘不同，孩童無法完成所要求的任務而常常被誤解成是不合作。

　　父母與老師常常對於動作計畫問題孩童所顯現的動作表現之不一致深感困惑。某些孩童可以創造錯綜複雜的樂高建築物，但無法模仿簡單的積木設計；有些孩童則可以畫成熟的圖畫但非常難以學習仿畫。這些皆為動作計畫其建構要素困難的範例。有時候由自己引導時，建構積木建築物或畫圖較容易。

　　這在動作計畫的其他層面也確是如此。對許多人而言，當我們跳舞時，若我們是主領的且掌控舞步時，是比較容易的。

　　動作計畫問題影響排序、時間與分級動作活動的能力。一旦有感覺統合問題時，動作計畫的前饋與回饋過程明顯地受到波及。由於身體覺察不佳而無法提供預期動作指令，或執行時調整動作所需的資訊。

　　動作計畫問題亦指自我照顧技巧的表現，因為孩童或許在執行或排序完成任務所需動作，如獨立穿衣上會有所困難。語言製造也會受不良動作計畫所影響，干擾形成與排序聲音及字彙所需雙唇、舌頭和下巴的動作。

動作計畫問題甚至會影響學業，而表現出組織能力上的障礙。

　　動作計畫問題的孩童會表現出許多行為反應。許多孩子會變得容易挫折以及排斥動作活動，其他的孩子則會堅持不懈參與活動以及發展代償性策略以完成任務。例如，某些孩童會在活動過程不斷跟自己說話，有些會使用視覺暗示。某些孩童是高度衝動性的，且嘗試盡快地完成任務；而其他的孩子，當他們嘗試引導他們自己的行動以及控制其他動作時，則顯得僵硬。

　　動作計畫問題孩童可能經驗到混亂感。他們沒有生理障礙限制他們的動作，然而他們知道有些事是不一樣的。他們不確定他們是否會完成任務，即使他們之前曾經成功地做到。

應用於廣泛性發展障礙

　　似乎有顯著比例的 PDD 孩童有某些形式的動作計畫問題（Greenspan & Weider, 1998）。Kanner（1943）第一次描述自閉症時，指出了動作問題的出現。Donnellan 與 Leary（1995）、Hill 與 Leary（1993），以及 Attwood（1993）注意到，PDD 個體所經驗的某些動作問題相似於帕金森氏症患者所經驗的困難。這些問題包括：模仿動作行動延遲、停止或改變動作問題、合併動作行動困難，以及普遍執行動作困難。

　　造成 PDD 孩童動作計畫問題的成因難以確認，相關因子可能包括認知、語言，以及記憶功能障礙。對於那些顯示動作計畫障礙，伴隨對感覺刺激反應不尋常的孩童而言，其中一個相關原因可能是感覺統合缺陷。孩童可能無法發展動作計畫所需的合宜身體覺察與動作經驗記憶。

　　動作計畫問題也可能成為患 PDD 孩童所顯示某些不尋常行為的因素。新的動作需要大量精力與專注力去學習，而孩童可能變得「停滯於」舊有動作計畫內。某些孩童可能較難停止正在進行的行動以開始另一個行動，這有助於解釋從某些 PDD 孩童身上所觀察到的持續行為。若孩童僅有少數動作計畫能力，他對活動的選擇可能有限。

　　玩具的趣味性以及用途，可能因無法有效地操作玩具而變得複雜。某些孩童可能無法進行想像性遊戲（imaginative play）時所需的玩具排序動作。孩童可能偏好無結構的大動作活動如打鬧遊戲與打滾遊戲，而非需要特定或有順序性的運動如玩球活動。

　　山姆被安排參與了一項應用行為分析（ABA）的方案，他在顏色與形狀配對上有明顯的進展，但在口語或動作模仿的進步有限。山姆喜愛玩車子，但他所能做的只是讓車子「砰」的一聲撞擊地上。他無法把車子放到鐵軌上，或將人物放入車內。他有時候可以按電池開關鈕來驅動車子，讓它們移動，但他無法持續地做。他有時候很難單獨用他的食指去碰觸開關按鈕，有時候他也沒有足夠的力氣去按按鈕以啟動引擎。

　　PDD 孩童的任何評估程序或治療手法，皆必須考量這些孩童可能正在經驗動作計畫問題。有經驗的職能治療師可以幫助決定是否動作計畫障礙與感覺統合功能障礙有關。他們可以提供必要的治療與發展策略，適應或代償受損的動作計畫功能。

何謂感覺統合功能失調？ ●●●

　　擁有不適切的感覺統合能力的孩童，或「感覺統合功能失調」可能會有以下的情形：

- 對感覺刺激不適切與不一致。
- 對組織與分析來自感官的資訊有困難。
- 連結或「統合」來自感官的能力降低。
- 以有意義以及適切的方式回應感覺資訊的能力有限。
- 對使用感覺資訊以計畫與執行行動有困難。
  確認感覺統合問題的檢核表請見第 4 章。

讓我們簡短回顧某些感覺統合資訊功能失調可觀察的徵象，包括：

- 對感覺刺激敏感度過高、敏感度過低或混合型敏感度。
- 避免感覺輸入。
- 尋求感覺輸入。
- 不確定身體位置。
- 動作計畫不佳。
- 動作協調不佳、動作表現不一致、對學習新的動作任務有困難。
- 容易分心、參與的技巧有限。
- 過度警醒、高活動度、過度警戒。
- 警醒度過低、低活動量、自我沉溺、被動。

感覺統合功能失調的發生率與原因

目前，感覺統合功能失調的起因或發生率沒有具體的資訊。感覺統合功能失調在各式各樣診斷孩童身上皆已經被確認。包括 PDD、腦性麻痺、學習障礙，以及聽力障礙，可能呈現於無特定診斷的孩童身上。

當你考量一般族群時，感覺統合過程的效率可被視為一連續體。我們某些人是天生的運動員，具有完美的身體覺察，在我們的環境內感到舒適，輕易地適應改變，以及快速地學習新技巧。其他人可能無法保持有氧程度，可能無意中撞到人或物體，不喜歡衣服上標籤的感覺，無法良好調適改變，以及難以學習新技巧。

Ayres（1979）估計 5% 至 10% 的「正常」孩童會經驗感覺統合問題，需要介入。當感覺統合問題讓孩童無法適度地表現以及參與兒童期活動時，即需要介入。感覺統合功能失調的原因並不清楚，可能的原因包括神經系統發展不成熟或非典型，或神經系統內資訊傳送有缺陷。

感覺統合理論為 PDD 孩童提供了什麼？ ●●●

（一）感覺統合增加瞭解

　　感覺統合理論提供一個有用的架構，以瞭解許多不同形式 PDD 孩童所顯示的行為。問題可能與高度焦慮、迴避他人、缺乏參與環境的興趣、難以轉換活動，以及許多其他行為有關。舉例來說，如果孩童對輕觸覺與聲音過度敏感，他可能會迴避他人與玩具，以保護自己不要接收不舒服的感覺刺激。

　　感覺統合理論提供一個參考架構，瞭解許多 PDD 孩童某些形式固著或自我刺激行為。此參考架構假設某些自我刺激行為是一種感覺需求的表現（King, 1991）。例如，搖晃、旋轉、猛撞、跳躍、作刮擦聲，或用嘴巴探索東西的行為，可能反應個體對前庭覺（運動覺）、本體覺（深壓覺），或觸覺系統的需求。

　　我們使用各種形式的自我刺激行為，以維持注意力與放鬆我們的神經系統（例如扭轉頭髮、咬鉛筆、輕踏雙腳、坐搖搖椅搖晃，以及彎曲迴紋針）。PDD 孩童的這些行為通常較極端且會干擾功能。自我刺激行為的分析會顯示何種感覺正被尋求（以及於何種情境下）。

　　通常可使用不會影響功能表現並可提供相同感覺刺激等其他較適當的行為替代之。感覺處理的機會可透過每日在家與學校課程的生活，以及非正式地、透過每日日常生活活動來提供感覺刺激。專家認為提供「感覺餐」，或許會減低這些行為的需求。

（二）感覺統合有助於指引介入

　　基於感覺統合理論的介入策略有助於：

- 調節警醒度。
- 增加參與能力與降低分心。
- 減低焦慮。
- 增加環境舒適度。

- 降低固著或自我刺激行為。
- 發展內在動機。
- 誘發與同儕及成人正向的互動。
- 提升溝通。
- 改善各式各樣技巧的表現與增加獨立性。

感覺統合介入的一個重要目標為協助孩童達到冷靜警醒的狀態。一旦警醒度受到調節，著重於溝通、社會化與技巧發展的介入有較佳的機會成功。許多 PDD 孩童對於參與任務與學習新技巧有所困難，因為他們處於高度警醒程度下操作，以及對感覺刺激感到焦慮與過度反應；而其他孩童沒有反應，因為他們對刺激低於反應或過度選擇刺激。

以感覺為基礎的活動療法（「感覺餐」，請見第 5 章）可有效地調節警醒度。隨著密切觀察與病史收集，此個別化感覺活動作息可併入每日生活，並有助於提升對感覺刺激的反應。

King（1991）注意到對 PDD 孩童最有效的冷靜策略，是深層觸壓覺與韻律的前庭覺（運動）刺激。技術可被引入家中與教室，如使用搖椅、搖搖板、加重背心與脖圈、萊卡®（Lycra®，譯註：製游泳衣等的一種彈性纖維紗）緊身套裝、抗壓力擠壓球或有裝填料的椅子。

孩童可能需要規律的職能治療療程，以進一步協助誘發更多對感覺刺激的正常反應與增加感覺資訊的組織性。治療目標為提供與控制感覺輸入，讓孩童能自發性及適切地形成需要那些感覺統合的反應（Ayres,1979）。

治療的重點不是特定技巧發展，而在於提高感覺統合功能。感覺為基礎的活動，無論是治療期間提供的或透過家中與學校課程獲得的，總是有目的性的且需要孩童的主動參與。

另一個治療目標為幫助動作技巧發展。許多 PDD 孩童關於他們如何移動與他們在空間的位置有不適切的認知。由於受損的動作計畫能力、有限的參與技巧以及過度牽連於固著行為，精細與粗大動作技巧的發展可能會延遲。

（三）感覺統合幫助父母與專業人員

感覺統合理論有助於：

- 瞭解行為的不同觀點。
- 改善行為的解決方法。
- 增加注意力、動機、溝通與互動的策略。
- 身體與環境的和諧。
- 編製程序策略。

感覺統合理論提供重要的洞見與工具以協助 PDD 孩童表現每日活動。與父母共同合作，職能治療師可以發展對孩童的各式各樣建議活動與自我照顧慣例的修正，有助於提升舒適、順從度與獨立性。

例如，吃飯用具的改造可能對碰觸過度反應孩童有幫助。確保合適的椅子與桌子高度，對於當腳遠離地上會覺得不舒服的孩童而言是重要的。上床之前，使用深壓覺作為冷靜策略，待在有抱枕的睡袋上可讓孩童準備好與鼓勵孩童睡覺。

感覺統合理論幫助其他專業人員服務 PDD 個體。說話—語言病理學家與行為心理學家可以使用策略，降低他們個案的焦慮程度與最佳化他們的注意力，使他們的介入預後成效達到最高。例如，在搖搖板上搖擺常常可以降低焦慮與增加眼神接觸以及對任務的注意力。藉由搖擺提供前庭或運動刺激，可能對於神經系統有組織效用，並可能誘發溝通。

對傳統語言治療反應不佳的孩童而言，在平台鞦韆上搖擺時加入溝通方案，是很有用的策略。合併感覺統合與溝通策略是目前正在發展中的主題，可參考有關 PDD 的文獻報告（Cimorelli et al., 1996; Mora & Kashman, 1997）。

由 Stanley Greenspan 與 Serena Wieder（1998）所發展的「地板時間」（floor-time）方法，指出了將注意力放在個體感覺與動作需求，對於介入階段的評估與方案規劃很重要。此方法包括以鼓勵發展新的情緒與智能為目標的有趣互動（Greenspan & Wieder, 1998）。

當參與結構性活動時若須考量他們的感覺需求，在以應用行為分析為

基礎方案內的某些孩童，可能達到較長期的順從度與增加對任務的專注力。強調特定形式感覺刺激的運動中斷，與使用加重背心、有裝填墊料的椅子或萊卡緊身套裝，可以幫助降低焦慮與增加專注力，藉此讓孩童可對各個嘗試訓練（discrete trial training）課程有最大的參與。

向教育者諮詢可有助於孩童對學校學習過程的最大參與。感覺活動可以融入教室每日例行活動中，且對轉換期間特別有用。例如，當孩童到達學校，或課間休息或午餐，可以提供冷靜與愉快的活動達到冷靜警醒程度。

感覺統合理論無法提供什麼？ ●●●

感覺統合理論無法提供一切答案，且不能提供治療。它可以有助於解釋某些行為與提供介入策略。

要知道此理論架構只是 PDD 拼圖中的一片。最初出現的感覺相關行為可能是由於幾種其他議題。重複運動可代表感覺尋求行為，是用來降低焦慮，或他們非自願的抽筋或強迫性思考與行為傾向的反應。

PDD 的孩童有多重感覺障礙，會影響發展的所有領域。當策劃 PDD 孩童方案時，認知、語言、行為與情緒發展的知識也同樣重要。

研究怎麼說？ ●●●

我們希望我們能在此呈現感覺統合的延伸性研究；然而，這領域的研究非常少。很多研究調查了各種層面的感覺統合理論（Ayres, 1972; Ayres, 1989），但少有研究關注自閉症孩童以感覺統合為基礎治療方案的應用。

Wolkowicz 等人（1977）的研究報告了使用感覺統合方法職能治療四個月後，追蹤四位自閉症孩童行為與社交技巧改善的情況。Ayres 與 Tickle（1980）研究十位自閉症孩童，並指出對感覺輸入過度反應的孩

童，對於使用感覺統合技巧治療有較佳的反應。無論在行為、社會化與溝通方面都有所改善。然而，這些研究的樣本相當小，且方法學上有改善的領域。

某些個別案例研究顯示感覺統合策略的效能（Ayres & Mailloux, 1983; Grandin, 1992; Larrington, 1987）。其他研究則是針對感覺統合運用在語言發展（Benaroya, Klein, & Monroe, 1977; Cimorelli et al., 1996），以及減少自我刺激行為上（Bonadonna, 1981; Bright et al., 1981; Brocklehurst-Woods, 1990; Duker & Rasing, 1989; Iwasaki & Holm, 1989）。

Kientz 與 Dunn（1997）試圖驗證「感覺史量表」（Sensory Profile）對 PDD 個體的使用。他們比較了自閉症孩童與非自閉症孩童在「感覺史量表」的表現。此結果指出，85% 的項目可以區辨出自閉症孩童感覺處理能力與非自閉症孩童的不同。

明尼蘇達大學的 Judith Reisman，正在研究評估對某種感覺刺激過度反應的人們其生物反應的方法。她的結果將提供有用的資訊，且有助於其他量測療效研究設計。

Miller 與 McIntosh（1998）正在調查感覺調節障礙的本質以及評估感覺統合架構治療此障礙的療效。

雖然實證性研究有限，但各種來源均顯示我們已朝著正確的路前進。如前所述，自閉症孩童大腦的現場驗證研究已經確認，大腦領域的非典型發展對於感覺統合過程很重要。有愈來愈多診斷為 PDD 的成人與孩童自述他們在處理感覺資訊上有困難，並且驗證職能治療師所提議的介入策略。父母也承認感覺統合策略改善行為與發展性技巧的療效。

我們見證到包含於本書策略的價值與療效，我們希望未來的研究能證實此方法。現在，PDD 孩童的特定研究非常難以執行，是因為原因未知、神經系統差異尚未完全瞭解，以及診斷是以行為特性為基礎。

即使在 PDD 相同次類項內，呈現的行為仍有高度變化，而且我們不知道大腦究竟怎麼了以至於引起這些行為。對一個孩童有效的介入對另一個孩童可能無效，即使他們的行為可能相似。

　　給家長與專業人員：請利用本書呈現的資訊，檢視其是否對你的孩子或你所服務的個別孩童具有意義。嘗試某些策略並觀察其改變，有時候觀察不到改變，因此方法未滿足特定孩童的需求。有時候此方法直接滿足孩童的需求，且可以提供一個誘發瞭解與改變的橋樑。對於某些孩童而言，這些改變是微妙的；而對其他孩子而言，可能非常神奇，且明顯改善了孩童與家人的生活品質。

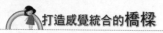

何謂感覺系統？

感覺統合理論處理所有感覺系統，但主要著重於前庭、觸覺及本體覺系統。讓我們檢視這些系統並簡要回顧感覺統合功能發揮功效時的情形，並接著瞭解孩童感覺統合缺乏效率時又會如何。

無論是否有 PDD 診斷，孩童均可能會有觸覺、前庭覺或本體覺系統的問題，且可能會表現出相似反應及行為。不過，罹患 PDD 的孩童可能會有造成感覺問題的其他障礙。

觸覺系統 ●●●

> 母親感覺到胎中的嬰兒踢著她的肚子。她將手放在肚子上回應孩子，並感受她的動作。當孩子用腳踢回應母親的雙手時，每個人都會感到驚奇與訝異。透過觸覺的感覺，所有人都會感受到生命的不可思議。即使是尚未出生的嬰兒也可感受到圍繞於四周的羊水流動，以及母親消化系統的振動。

觸覺系統提供我們觸碰的感覺，是我們在子宮內第一個運行的感覺系統（Fisher et al., 1991），從出生時，此感官的順暢運作就極為重要。新生兒具有可經由碰觸刺激的反射動作，且是存活所必要的。觸碰的感覺可讓他們將臉轉向泌奶的乳頭、開始和父母連結，在想睡時可藉由溫暖、柔軟的毛毯使其冷靜。這種碰觸的感覺對於成長、發展與存活極為重要。規律替其按摩的早產兒較為警覺、活躍、冷靜，且體重會增加，並有更好的定向反應（Ackerman, 1991）。

　　凱蒂是一個兩週大的嬰兒，肚子餓的時候就會哭。母親將她抱起
倚靠在胸前。凱蒂感覺臉頰觸碰到乳頭。此碰觸刺激了尋乳反
射，凱蒂自動轉頭尋找食物。當她感覺乳頭碰到嘴唇時，隨即開
始吸吮。起先凱蒂需要用臉頰去碰觸乳頭，以瞭解頭應轉往哪個
方向，且需要感覺乳頭放入嘴巴，以開始吸吮。

　　觸覺系統從皮膚的受體細胞接受碰觸的資訊。這些受體遍布我們全
身，提供輕觸覺、壓力覺、振動覺、溫度覺及痛覺的資訊。觸覺系統的回
饋有助於發展身體覺知及動作計畫能力。所有日常活動，包括穿脫衣物、
整理頭髮及刷牙、飲食、如廁、家務工作、學校作業及職業活動，均須仰
賴功能性的觸覺系統。相較於其他各種感覺系統，觸覺系統同時具有保護
及辨識的能力，可在我們的生活中彼此互補。

　　保護系統較為原始。它可在我們接觸到可能具危險性的物品時發出
警告，並誘發身體對潛在傷害做出反應。Carol Kranowitz（1998）在其
《凸槌的孩子》（*The Out-of-Sync Child: Recognizing and Coping with Sensory
Integration Dysfunction*）一書中，將該保護系統標籤為「喔—不！」（Uh-
Oh!）系統。這是非常適合的標籤，說明了保護系統會產生的反應。有時
神經系統只會發出溫和的警訊，而有些時候，會啟動「驚嚇、逃跑、戰
鬥」的反應。

　　你坐在營火附近，一隻蚊子停在你的大腿上。此輕觸警示你可能
的傷害，於是你朝大腿猛拍，盡力避免被蚊蟲咬傷。

　　辨識系統使我們能夠感覺觸碰到之物品的品質。感覺父母輕柔之碰
觸、桃子帶有絨毛的表皮、草莓凹凸不平的表面以及手指下的琴鍵，均
有賴於辨識系統。Kranowitz（1998）將辨識系統稱為「啊哈！」（Ah-
Hah!）系統，因為可提供觸覺的詳細內容。

莉亞將手伸進手提包尋找鑰匙。已經很晚了，她並不想打開電燈打擾家人。她的手指頭找到一串在塑膠鑰匙環上的鑰匙。她隨即將它放開，因為那是她的車鑰匙。她的手指接著又碰到硬金屬表面的家中鑰匙，她立即將鑰匙從手提包中取出，打開大門而未打擾到家人。

　　起先，我們的保護系統較占優勢，但當神經系統成熟時，我們開始逐漸更加仰賴辨識系統。新生兒較容易因輕觸覺而生氣，且使用觸覺感官探索環境的能力有限。當嬰兒成熟時，此能力會提升且成為學習及大腦發展所必需的。此辨識系統會成為重要的資訊傳輸媒介，且保護系統仍可隨時準備對潛在的威脅做出反應。

　　成功發揮觸覺功能有賴於保護系統及辨識系統間的平衡。當登錄、定位、詮釋及感覺調節的感覺統合步驟完整無缺時，我們自動會知道哪些觸碰屬於警告、愉悅性質，以及哪些可以忽略或是哪些需要進一步探究。

觸覺失能

　　觸覺系統失能的孩童對觸覺的敏感度可能會過高或過低，或者可能會有觸覺辨識的問題。

　　有些孩童對觸覺輸入會登錄過度或定向過度。他們可能會有感覺調節的問題，且無法抑制或篩選觸覺感覺。於是，他們會一直察覺到衣服摩擦到肌膚、頭髮搔癢著頸部以及眼鏡倚靠在鼻梁上。他們會有困難將注意力轉換到其他感覺上，例如人類發出的聲音，因為他們已被龐大的觸覺訊息所淹沒。

　　有些孩童會將不具傷害性的輕觸覺解釋為潛在的危險並做出反應。醫師與治療師時常將觸覺防禦的孩童描述為保護系統的運作超時。許多觸覺被視為具威脅性，並會逃避某些事物。孩童觸碰物品或他人可能不會覺得有什麼困難，但無法接受非自我引導的觸碰。行為上，這些孩童可能表現出焦慮、控制慾、攻擊性、不願意參與居家及學校活動，且欠缺彈性，

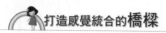
以控制從環境中接受到的觸覺輸入。持續警覺或警戒的感覺,以及頻繁的「驚嚇、逃跑、戰鬥」反應經驗,耗損了相當多的能量。之後,則造成學習及互動的能量及注意力偏低。

> 每當莎拉的母親試著替她刷牙時,莎拉會變得沮喪並發出尖叫。
> 她的母親必須將她限制在膝上,並固定其下巴,好將牙刷放入莎
> 拉的嘴巴。刷牙的速度必須很快(並且施不少的壓力),或是莎
> 拉會咬住牙刷或試著逃跑。她的反應與剪指甲、梳頭髮及洗臉時
> 的反應相似。莎拉拒絕學習自己做這些事。她母親無法理解為何
> 這些活動會帶來如此大的困擾。

某些孩童對觸覺的反應不足。他們可能有低的警醒度,且可能無法登錄或定位觸覺刺激,除非強度夠大。這些孩童無法從被碰觸的部位得到適當的回饋,並明顯影響身體覺知及動作計畫的發展。例如,進食與言語問題可能與反應不足的觸覺系統有關。如果缺乏嘴巴部位的覺知能力,舌頭會難以移動食物或發出聲音。這種感覺就像是嘴巴被牙醫師麻醉後的幾小時,你的發音時常會含糊不清,且在吃東西時,食物會從口中掉落。

有些孩童可能會經歷較差的觸覺辨識能力。他們可以登錄觸覺但無法判斷觸碰的性質。他們難以辨識不同的材質、難以經由觸覺在抽屜或錢包中搜索物品,且無法對觸覺經驗形成記憶。對於物品感覺的知識,使我們得以操作物品。觸覺辨識不佳會造成身體覺知及動作計畫的問題。請想像當你戴上厚重手套操作物品時,困難度會有多高。

> 馬克斯的精細動作技巧發展過慢。在扣鈕釦及拉拉鍊方面會有困
> 難。他無法學習如何綁鞋帶,因為鞋帶會一直從手中滑落。他對
> 於精細動作活動的注意力廣度有限,因為為了確認物品仍在他手
> 中,他耗費了許多精力在視覺上。

　　有些對觸覺反應不足的孩童，對觸覺也可能有較為延遲的反應。例如，可能會在數小時後，才感覺到割傷或燙傷，而無法在當時立即發現。這確實會造成安全上的疑慮。對我們大部分人而言，如果發生傷害，我們會立即感覺到疼痛並停止活動。如果孩童無法立即感到不適或疼痛，則可能會繼續活動，並使傷害擴大。

　　麥可前往保護區進行班級旅遊。他們決定打赤腳涉過溪流涼爽一下。在經過溪流時，馬上就聽到麥可的同學逃到草地上的聲音。溪流裡有尖銳的石頭割傷了孩童的腳底。麥可很喜歡水流流經他的腳掌，並繼續在溪流中前進。當老師叫他出來檢查腳掌時，麥可很驚訝地看見腳掌的割傷。後來回到家中，麥可因為雙腳受傷而不讓母親沖洗他的雙腳。

　　有些孩童似乎會尋求過量的觸覺刺激。他們的警醒度可能會過低，並渴求觸碰以提供神經系統需要的感覺輸入。這些孩童可能會觸碰所有東西，包括反覆撫摸母親的頭髮、磨蹭老師的褲襪、碰觸祖母書架上一些裝飾性的小東西。安全性也是這些孩童的問題之一。對於觸碰的慾望時常使他們過於衝動尋求觸碰，而不會花時間自問：「這有傷害性嗎？」或是「我需要經過許可嗎？」

　　觸碰對孩童生活的重要性不可被過度誇大。無法對觸覺做出適當反應，會嚴重影響許多技巧的發展能力。那些對觸覺會有不適的反應之孩童，會嚴重影響社會及情緒發展。

前庭系統 ●●●

　　嬰兒的哭聲在清晨三點吵醒了父母，父親前往兒子的房間，溫和地抱起嬰兒。嬰兒的哭聲隨即轉變為啜泣。父親抱住兒子並坐在搖椅上，緩慢搖晃使啜泣逐漸平息。嬰兒不久又再度進入夢鄉。

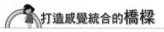
隔天，當父親前往銀行看到大排長龍時，他發現自己只有五分鐘的時間可以返回工作崗位。他感到相當焦慮，因為事情太多、時間太少。這位父親的身體開始在隊伍中前後搖動。當他發現自己使用和前晚平靜兒子相同的方式平靜自己的神經系統時，不禁發出莞爾一笑。

　　前庭系統可提供有關動作、重力及頭部位置變化的資訊。該系統可讓我們知道自己正在移動或維持靜止，以及動作的方向和速度。有助於在移動時穩定我們的眼睛，並讓我們知道周邊的物體是在移動或保持靜止。我們經由前庭系統和地表建立互動關聯。即使無須透過雙眼，我們也能夠判定我們的姿勢是直立或是平躺。

　　前庭系統是我們所有行動的基礎。Ayres（1979）認為前庭系統對於所有其他感覺系統的調節扮演著關鍵的角色。她注意到前庭系統有助於抑制和促進的過程（參見第 2 章）。請記住，此過程屬於「大小控制」（volume control），亦即取決於特殊的需求和情境，調升或調降感覺訊息。平衡進入體內之感覺刺激的能力有助於自我調節，並使我們能夠維持適當的警醒程度。

　　我們需要準確地處理前庭覺訊息，以適當使用視覺、做出姿勢準備、維持平衡、計畫行動、移動、使自己平靜以及調節我們的行為。前庭系統的發展係在出生之前，且終身均會運用該系統的回饋進行修正。前庭系統的受器位於耳朵的構造內（半規管、橢圓囊及球囊）。當液體在耳朵內移動時，會有策略地移動這些構造內的毛細胞，進而偵測出重心的變化以及不同的動作形式。

　　前庭系統與聽覺系統之間有著極密切的關聯性。兩種系統均對振動有反應。在原始動物中，這兩種系統的結構及功能均有所連結。聽覺或聽力受器係從重心受器中衍生出來，且迄今仍有某些神經功能上的連結（Ayres, 1979）。家長及職能治療師時常可觀察到，孩童在參與某些動作活動時，會有較多的發聲及表達性語言。嬰兒在搖擺時，會發出較多的咿

呀聲，且語言發展遲緩的孩童在跳躍、奔跑或打鬧時，常會出現更多字彙。Ayres（1979）指出，這是因為聽覺系統與前庭系統間的連結所致。

視覺系統及前庭覺系統間也有密切的關聯性。前庭系統會影響眼球動作的發展，包括視覺追蹤及眼神專注。綜合言之，前庭及視覺系統有助於身體維持直立姿勢。

源自於前庭系統的訊息是維持肌肉張力所必需的，使肌肉「備戰」以執行活動。肌肉張力是維持姿勢及動作所必需的，且產生肌肉張力的能力是執行需要更多肌力之活動時所必備的。前庭系統同時具有保護性和區辨性的功能。在新生兒中，動作可刺激旨在預防跌倒的反射。隨著大腦的發展，可有更多成熟的反應，保護身體免於受傷。學習走路且時常絆倒的孩童，在跌倒時會登錄重心的拉力與感覺。他們會自動伸出手臂保護自己的頭部與身體。站在獨木舟上的成人會登錄船隻不穩且會自動將腳分開並坐下，以降低重心，增加穩定度。

前庭系統可區辨加速、減速及旋轉的動作，能夠偵測緩慢、快速或規律性的動作。某些前庭感覺，例如緩慢的搖晃，具有冷靜的效果；其他前庭感覺，像是快速的動作，則會使神經系統興奮。

前庭覺功能障礙

有些孩童會經歷處理前庭系統訊息的困難，這些孩童對前庭覺的反應會過度或不足，或有綜合的感覺反應。

對前庭覺過度反應的孩童對重心及位置的改變會相當害怕，他們會將這些變化解釋為潛在的傷害。這些孩童時常會被視為「重力不安全感」。他們不喜歡高度或雙腳離開地面，且不喜歡重心的移位。這些情境會誘發防禦性的反應與積極的「驚嚇、逃跑、戰鬥」反應。有些孩童對於重心變化的需求會過度敏感，他們可能會壓低膝蓋與雙手穿越門廊、因應地面的變化或上下樓梯。他們經驗到的恐懼相當真實，會逃避上下樓梯、騎腳踏車、玩遊樂場設備等。有些孩童甚至無法忍受頭部位置的變化，尤其是向後傾。

沙德安靜地坐在浴缸，看著他的橡膠噴水鴨在水中上下擺動著。祖父準備要替他洗頭，並開始將沙德的頭部往後傾斜。沙德驚聲尖叫！祖父警醒地張大眼睛！重新再試一次並放慢速度以取得沙德的信任。沙德再度驚聲尖叫。祖父決定讓他坐著洗頭，用洗臉巾遮住眼睛並直接從頭上淋浴。沙德不喜歡這樣，但比在水中往後傾來得好。

有些孩童對某些動作感到不適但並不會感覺受到威脅。這些孩童對移動會感到暈眩與噁心，他們對於坐汽車、搭電梯、鞦韆或摩天輪會感到想吐或不適。

對移動及重心變化的過度反應，對於發展會有負向衝擊。孩童期的活動，包括爬樹、體育技能、小型摩天輪、乘船及直排輪，均會引起大量的焦慮且會想要逃避。想要逃避運動，對於環境的物理性探索會有負向的影響。當孩童不去探索環境時，就無法練習粗大動作和精細動作，並可能會變得遲緩。未練習某動作時，將不會進入記憶，而會負向影響動作計畫的發展。有重力不安全感的孩童，時常偏愛且專擅於精細動作活動，因為他們可以在穩固、不需移動的位置下進行活動。

當孩童將某些事物詮釋為可怕或不適時，就會試著逃避。他們可能會變得焦慮且無安全感。控制、無彈性的行為，時常是用來預防無法預期之移動的策略。孩童在家中與學校，可能會抗拒練習許多活動。在遊戲場所及校園內的互動與社會技巧之練習，將會因為他們逃避體能活動而受到限制，而將自己封閉起來。前庭覺感覺，例如搖晃或節律性的動作（可平靜並組織神經系統功能正常的孩童），對於對動作過度敏感的孩童會是相當驚恐且失序的。

另一個極端就是渴求動作的孩童。孩童持續動個不停且似乎無法靜坐。爬、撞、跳、落下及翻滾對這些孩童而言極為常見。他們可能無法適當登錄動作，或是神經系統可能需要大量的動作以維持警醒度和組織性。孩童可能從移動中獲得激勵，因此對他們而言非常難以維持注意力一段時

間。他們很難待在餐桌、圍圓圈坐下聽故事或完成桌上活動。他們對於移動的渴望，對他們的注意力及新技巧的學習能力造成影響。

> 艾拉從晨圈活動中跳離開來，並跑到積木角。她爬上滑梯後跳下。助教追上艾拉並將她帶回晨圈。艾拉很快樂地回到座位上，但只有一會兒，然後她又再次跑開。艾拉在點心時間時很少坐下。她會拿一點食物，繞著桌子走，然後再回來拿一點。當允許艾拉坐在搖椅內參加晨圈及點心時間時，她持續坐在位置上的能力，明顯有所改善。

孩童可能會尋找某類型的動作，以濾除源自其他感覺系統的不適感覺。緩慢搖晃、直線動作，以及重複且規律的動作，對於神經系統具有冷靜效果，且可降低對於感覺輸入的過度反應。

對前庭輸入反應不足的孩童，可能無法辨識重心的要求或適當登錄動作的品質。在遊戲期間內，這些孩童時常需要密切的督導，因為他們可能無法得知他們在攀爬與跳躍時所承擔的風險。且他們未必均可辨識及準備必要的平衡反應、動作計畫及動作分級。可能無法完善規劃或控制動作，且孩童接受到的回饋不足以修正其動作。

> 莎娜喜歡在花園高起的石板上行走。在花園的角落，通常移動過於迅速的莎娜會在石板邊緣跌落至花叢中。凱瑟琳會提醒莎娜放慢速度。莎娜仍持續走在花壇邊緣並跌落至花叢中。凱瑟琳對於莎娜一再重複犯相同的錯誤感到不解。

莎娜可能無法適當登錄並定位重心需求的變化。她可能未注意到中心位置已經改變，且如果她沒有逐步移動身體，她將會跌落到花床中。莎娜可能無法適當登錄、定位或解釋源自於本身的回饋，以協助掌控環境的要求。她可能會在形成動作計畫上有困難，且無法修正或調整自己的行動。

前庭功能失調會引起自我調節的問題，因為它在所有感覺系統的調節中扮演重要的角色。對感覺輸入不一致的反應、情緒不穩、警醒度不當、維持及轉換注意力的困難，均可能是前庭功能失調的行為特性。

掌控重心需求的能力是完成人類發展的關鍵之一。孩童需要達成此項里程碑，以建立穩固的安全感。他們對於動作需要感到舒適，以經歷孩童期的許多歡樂，這對發展是極為重要的。

本體覺系統 ●●●

打字員在鍵盤上移動著手指，尋找要鍵入的字母；滑雪者在尋找前方標誌的時候，轉移身體的重心進行轉彎；腳踏車騎士靈巧地操縱她的腳踏車在車陣中穿梭，留意著路上的行人和汽車。

本體覺系統協助我們完成上述技巧。本體覺可無意識地查知身體位置。可告知我們各身體部位、各部位間的關係，以及各部位和其他人員及物體間的關係。可傳達肌肉所需要的力道，以產生動作並將動作分級。本體覺系統的受器位於肌肉、肌腱（肌肉連結至骨頭的地方）、韌帶、關節囊（各關節的保護內襯）及結締組織。

皮膚內也有會對拉直及收縮有反應的「機械受器」。本體覺受體會對動作及重力有反應。Fisher 等人（1991）認為，實際上並無法將前庭覺系統及本體覺系統分開，因為它們有許多重疊的功能。

我們仰賴本體覺系統幫助我們理解觸覺及動作經驗。當你手中握有立方體積木時，你的皮膚以及積木周圍的肌肉、關節位置，會提供該形狀的訊息給你。當我們在露天遊樂場坐在旋轉咖啡杯裡面時，我們的前庭覺系統和本體覺系統會一起告訴我們，我們的身體穩穩地坐在旋轉的咖啡杯裡面。

有效的本體覺系統可讓我們無意識地覺知我們的身體。此覺知有助於建立身體結構或身體地圖。我們可諮詢此身體地圖，判定我們身體在活動中的起始和結束姿態。此姿態可進入記憶系統，供未來再次存取使用。有用的身體地圖和動作記憶有助於動作計畫能力的發展。請記住，動作計畫是建立、組織、排序和執行動作行動的能力。

某些形式的本體覺有助於大腦調整警醒度狀態（Wilbarger, 1991; Williams & Shellenberger, 1994）。這些本體覺感覺是由需要肌肉進行用力拉扯的活動所提供，包括摔角、拔河、捶沙袋、拉重的推車、嘎吱作響地咬嚼食物。本體覺感覺很少會使神經系統超載，且有些感覺具有冷靜和警醒的功能，這取決於個人的神經系統差異（Williams & Shellenberger, 1994）。

例如，如果你已經坐在桌前工作很長一段時間，且開始想睡覺，你可以決定站起來伸展你的身體以幫助你變得較為警醒。有時候你可能在桌前工作且感到焦慮，因為你不確定是否可趕上完成期限。站起來做做伸展，可幫助你放鬆並降低焦慮。

本體覺輸入有助於減少對其他感覺的過度反應。我們許多人均無意識地使用本體覺輸入，濾除不舒適的感覺。當你躺在牙科治療椅上，當麻醉針刺進牙床時，你會用力抓住躺椅的扶手，以阻斷該疼痛。當教授在黑板上寫字並不斷折斷粉筆時（發出不舒服的聲音），你也會縮起肩膀、手臂和手，並咬牙以阻斷該雜音。

本體覺功能失調

有些孩童無法適當接收或處理源自於肌肉、關節、肌腱、韌帶或結締組織的感覺。如此會導致動作及身體姿勢的回饋不足。他們必須使用視覺代償不良的身體覺知功能，且動作分級不良（譯註：即無法因應不同需求彈性調整力道大小）。動作計畫功能可能會受到影響，且精細及粗大動作技巧的發展也可能會較為遲緩。本體覺功能失調通常會伴隨觸覺或前庭覺系統的問題（Fisher et al., 1991; Kranowitz, 1998）。

連恩老是一直撞到東西。當他在門口排隊時，常會碰撞到同學。
在他為老師開門時，他會用力過度，且門會用力撞上牆壁。他在
畫圖方面會有困難，因為他會用力過度而劃破紙張。

有些孩童無法讓自己騎上腳踏車或踏上電扶梯。參與活動時，可能會
難以變更身體姿勢以回應活動需求。在玩球時，有些孩童會難以左右移動
或往上跳起接住來自不同方向的球。有些孩童在玩玩具時會有困難，因為
他們不確定應如何調整自己的身體，以適當操作或調整玩具零件。有本體
覺問題的孩童時常看似笨拙。他們可能很容易疲勞且似乎並不專心，因為
他們必須專注於如何調整自己的身體姿勢。

難以處理本體覺輸入的指標之一為，無法判定握住或移動物品所需使
用的總力道。往往物品會不小心被損毀；書寫作業可能會過於潦草；寫字
過輕而難以辨識，或是用力過度而過於費力。

蜜拉在使用手部操控工具方面有困難。在她試著刷牙時，牙刷時
常會從她的手中滑落。她似乎無法巧妙地操縱牙刷，且時常用
梳子的背面梳頭。她握筆過於寬鬆且似乎無法提供筆尖足夠的力
道。她寫的字過於模糊且並不工整。蜜拉用眼睛去引導動作並控
制手中的物品。她無法一邊看著黑板或書本一邊寫字。

對本體覺輸入反應不足的孩童可能會額外尋求本體覺輸入，以增加他
們對於身體空間的概念。額外的輸入可以增加身體覺知及安全感。

小米會倚靠在任何可提供支撐的人或物品上。在晨圈時間內，她
總會倚靠在隔壁同學身上，和其他同學相當不同。在書桌前，小
米的肚子會倚靠在桌緣，且常用手部撐著頭部。她無法從門廳直
接走下樓，而需要用手扶著牆壁搖搖晃晃走下來。

有些孩童會持續尋求本體覺輸入，因為他們無法適當接收並處理感覺輸入，或是因為他們使用本體覺刺激減少對其他感覺的過度敏感。這些孩童常喜歡倚著沙發或椅子搖動、碰撞背部與頭部。他們可能喜歡跳到床上及沙發上、擠在家具中間，以及躲在厚重的毯子下。PDD 孩童的父母和老師常會報告這些行為類型。

　　湯姆對觸覺及聲音過度敏感，但他喜歡發出嘎吱聲以及擁抱。他
　　會把每樣東西都推開。他喜愛打鬧遊戲，且只有在使用毯子將自
　　己緊緊圍繞起來時，才可入睡。當他遭遇挫折、憤怒或失序時，
　　會用下巴頂著父母的手臂、背部或腿部。湯姆的父母時常會為他
　　按摩背部使他平靜下來。他會找出狹小的空間爬進去躲起來，且
　　時常會將自己埋在枕頭下。湯姆這種尋求壓力覺的行為幾乎占據
　　了他所有的時間和精力。

　　湯姆尋求本體覺輸入的行為，可能是在試著提供使自己神經系統保持平靜與組織性所需的感覺輸入。深觸覺也可能有助於減低他對觸覺及聲音的過度反應。

　　對本體覺輸入做出適當反應的能力，對動作發展而言極為重要。許多孩童直覺性地使用本體覺輸入協助調節神經系統。這是一種有用的策略，可經由父母、老師、治療師及其他人教導孩童，輕易地將其融入日常生活作息中。

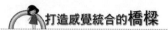

辨識感覺統合問題

第一部分研究職能治療在 PDD 孩童中的角色，並檢視感覺統合理論。第二部分將提供你評估可能之感覺統合失能的方法，並提供多種策略及活動建議、處理挑戰行為的策略以及調適方法。我們希望你可找到想要的資訊。

我們如何得知孩童患有感覺統合問題？

感覺統合（利用感覺資訊發揮功能），是一種在出生前即已出現的功能，並終身持續發揮功能。感覺統合是自我照顧、遊戲及工作的基礎。我們會自動組織並使用感覺資訊；我們從不需花時間去思考。這種自動化的過程使我們能夠將注意力專注在其他活動上。

PDD 孩童的多元性鼓勵家長與專業人員找出每位孩童的獨特性。我們必須扮演「偵察員」的角色，尋找線索瞭解行為並彙整觀察，在不同環境中進行分析。形成可能的結論作為潛在處遇策略的基礎。行為觀察有助於我們找出一再出現的行為以及擾人的環境。為了判定感覺統合的缺陷，我們需要注意各個感覺系統。

感覺史與感覺剖析

蒐集感覺史與感覺剖析是評估感覺統合最重要的方法。此過程可辨識與感覺有關的行為，以及發生這些行為的環境與情境。正式的評估一般用途不大，因為無法提供孩童在自然情境下之反應的資訊。孩童時常在正式的測驗中表現出焦慮，且他們對感覺刺激的反應可能並非典型的反應。這對於 PDD 的孩童尤其如此，他們常伴隨出現焦慮，可能無法理解指令或期待，且缺乏配合的動機。

其實每天父母都在評估感覺統合，只是他們並不自覺，且缺乏描述其觀察的語言。

「安妮看起來總是睡得不好，一點點的雜音就會容易使她醒來。我在家中的大門標示：『請勿按門鈴，家中有嬰兒在睡覺』。」

「當大衛在家時，我無法使用吸塵器或吹風機，因為他會搗住耳朵、尖叫並繞圈亂跑。」

「亞當在雜貨店裡看起來還好，但別讓他靠近冷凍食品區聽到冰箱嗡嗡叫的聲音。」

這些父母均發現他們的孩子對聽覺刺激有著異常的反應。使用已出版的問卷或非正式之檢核表記錄這些觀察，即可蒐集到感覺史與感覺剖析。後續則必須安排會談，討論問卷或檢核表的填答內容。

已出版的問卷

Reisman 與 Hanschu 的「感覺統合清單」（Sensory Integration Inventory—Revised for Individuals with Developmental Disabilities, 1992）檢視對前庭覺、觸覺及本體覺輸入的反應。所附的手冊對於問卷中報告的觀察，賦予了重要的意義。

Morton 與 Wolford 亦曾發表一份很棒的問卷，名為「感覺行為量表分析」（Analysis of Sensory Behaviour Inventory, 1994）。此問卷檢視各個感覺系統，並將觀察區分為代表感覺尋求與感覺逃避的行為。並包括組織觀察的方法，以及有助於彙整觀察、討論意涵與註記建議的工作單。

Dunn（1994）發表「感覺史量表」，包括 125 項行為敘述，將其組織為各個感覺系統，並納入活動量、情緒以及社會行為的觀察。此量表近期亦被用來比較罹患以及未罹患自閉症之孩童的表現，並發現自閉症與非自

閉症孩童在感覺處理能力上，於高達 85% 的題目上表現出差異（Kientz & Dunn, 1997）。

另一項有用的工具為「Durand 動機評量表」（Durand Motivation Assessment Scale, 1988）。此量表觀察異常行為的類型，且有助於分析行為的動機。列出與行為有關的問題，回答的內容有助於瞭解該行為動機是否是出於感覺需求、注意力需求、逃避或脫逃的需求，或是試著表達想要之物品或行動的溝通。

感覺篩選 ●●●

前庭系統

你的孩子……

- ☐ 看起來害怕遊樂設施或坐摩天輪等設施？
- ☐ 在車上、電梯裡或騎馬時容易噁心？
- ☐ 看起來怕高或不敢爬樓梯？
- ☐ 逃避需平衡的活動？
- ☐ 尋求快速移動的活動？
- ☐ 逃避參加運動或活動遊戲？
- ☐ 對於有危險的高度及移動中的設備不以為意？
- ☐ 時常旋轉、跳躍、彈跳或奔跑？

觸覺系統

你的孩子……

- ☐ 逃避碰觸或接觸？
- ☐ 不喜歡且逃避污糟遊戲（messy play，譯註：意即讓小孩盡情胡搞，如玩黏土、顏料等會弄髒一身的遊戲）。
- ☐ 因為某些衣物或食品的質感而易怒？
- ☐ 因別人太過靠近而易怒？

❑ 時常動個不停或不安？

❑ 操作小物件有困難？

❑ 用手探索物品？

❑ 用嘴探索物品？

本體覺系統

你的孩子……

❑ 在操作物品時，施力過大或不足？

❑ 執行不同的活動時可擺出需要的身體姿勢？

❑ 喜歡打鬧遊戲？

❑ 在家具中擠壓，尋求深層壓力？

❑ 給予穩定有力的按摩會變得放鬆？

視覺系統

你的孩子……

❑ 在強烈的陽光下會感到不適？

❑ 對於光線的變化較為敏感？

❑ 會將臉從電視或電腦畫面轉開？

❑ 專注於陰影、反射或旋轉的物品？

❑ 掃視環境有困難？

❑ 有新的人員進入房間時，會有所反應？

聽覺系統

你的孩子……

❑ 對於嘈雜的聲音或不預期的噪音感到沮喪？

❑ 低哼或清唱以過濾不想要的雜音？

❑ 對聲音有反應？

嗅覺（氣味）及味覺（味道）系統

你的孩子……

- ❑ 不喜歡強烈的氣味或味道？
- ❑ 渴望強烈的氣味或味道？
- ❑ 塗抹自己的糞便？
- ❑ 吃不可食用的物品？

辨識自我照顧技巧的困難 ●●●

自我照顧檢核表

觸覺

❏ 難以忍受面巾／毛巾的接觸。

❏ 摩擦被碰到的地方。

❏ 需要固著的儀式行為。

❏ 難以忍受浴盆裡的潑濺。

❏ 不喜歡刷牙。

❏ 抱怨牙刷／梳子會弄傷他（她）。

❏ 對觸碰出現激烈的反應。

❏ 不喜歡梳頭髮或在頭上戴任何東西。

❏ 不喜歡尿布或衛生紙碰觸屁股。

❏ 隨時都想要穿著衣物或喜歡赤裸身體。

❏ 難以忍受溫度的變化。

本體覺

❏ 一直掉落物品（牙膏、梳子等）。

❏ 拿取物品用力過大或不足（例如：過度用力擠牙膏或無法轉開瓶蓋）。

❏ 很喜歡淋浴、用粗布擦拭或用力梳頭髮。

❏ 無法因應活動而改變身體姿勢（例如：傾身沖洗洗髮精）。

前庭覺

❏ 抗拒頭部姿勢／動作的改變（例如：梳頭或洗頭）。

❏ 喜歡保持頭部直立。

❏ 改變頭部姿勢後失去定向感。

❏ 出入浴缸、沖洗下半身時難以維持平衡。

❏ 難以彎腰洗臉、害怕坐在馬桶上——尤其是雙腳離開地面。

視覺

- ❏ 難以從環境中搜尋出想要的物品。
- ❏ 使用鏡子時難以引導動作。
- ❏ 對泡泡、水滴著迷。
- ❏ 難以忍受水面反射的光線或發光的餘暉。

聽覺

- ❏ 對於噪音感到不適（例如：沖馬桶、開水龍頭、吹風機）。
- ❏ 喜歡大音量並一再重複聆聽（例如：沖馬桶）。
- ❏ 低哼或清唱以濾除外界的聲音輸入。
- ❏ 容易因為雜音而分心。
- ❏ 用手搗住耳朵以濾除大聲、沉悶的浴廁聲音。
- ❏ 在浴室外進行自我照顧技巧，因為無法忍受反射的聲音。

嗅覺／味覺

- ❏ 難以忍受香水。
- ❏ 難以忍受牙膏。
- ❏ 渴望強烈的味道；吃牙膏、肥皂、洗髮精。
- ❏ 即使是非常強烈的氣味，卻似乎未聞到。
- ❏ 塗抹糞便。
- ❏ 在自我照顧活動中捏住鼻子或作嘔。

一般觀察

活動量

- ❏ 久坐不動；喜歡坐著的活動。
- ❏ 難以維持靜止不動。
- ❏ 參與學校活動時，難以在一個地方久待。
- ❏ 不安。
- ❏ 強烈需要起來動一動。
- ❏ 在坐姿活動中持續變換姿勢。

情緒

- ❑ 自尊低落。
- ❑ 需要較多準備與支持。
- ❑ 行為不成熟。
- ❑ 對批評過度敏感。
- ❑ 在活動表現中似乎對概念無法理解。
- ❑ 恐懼、焦慮。
- ❑ 難以轉銜。
- ❑ 對於代價不良的計畫技巧,較為僵化、固執及掌控性。
- ❑ 時常大發雷霆。
- ❑ 容易受挫。
- ❑ 難以入睡。
- ❑ 難以辨識與標示失控的感覺。
- ❑ 難以自我平靜。
- ❑ 難以和人互動以及交朋友。

穿脫衣物檢核表

觸覺

☐ 不喜歡較硬的衣物（例如：牛仔褲）、衣服上的綁帶（例如：腰帶、衣服的腕部、袖口）。

☐ 強烈喜歡（或不喜歡）緊身衣／赤裸／穿鞋襪。

☐ 不喜歡穿脫衣物；抗拒更換衣物。

☐ 難以換季或因為天氣更換衣物。

☐ 可以忍受的衣服種類非常少。

☐ 不喜歡穿內褲；通常喜歡裡面朝外。

☐ 用力拉帽子、手套。

☐ 持續拉或摩擦衣物。

☐ 討厭新的衣物。

☐ 需要將所有標籤都剪掉。

☐ 難以選擇衣物；穿脫衣物通常非常有壓力。

本體覺

☐ 持續從手中掉落物品（例如：腰帶、已拉起的褲子）；穿衣時很容易厭煩。

☐ 難以適當穿上衣物（例如：將腳放入褲管）。

☐ 穿脫衣物的精細度問題（例如：確認衣襬已披好、拉鍊已拉上）。

☐ 當衣物扭曲變形時並未注意到。

前庭覺

☐ 在穿脫衣物時無法維持平衡，尤其是彎腰將腳放入褲管或襪子中。

☐ 移動頭部時失去定向感（例如：往下看穿鞋子）。

☐ 難以維持注意力，因為需要花費許多心思維持平衡。

☐ 傾向於倉卒完成活動，避免失去平衡。

☐ 在穿脫衣物期間需要不斷移動以維持平衡。

☐ 容易疲倦。

視覺

❏ 難以在衣櫃和抽屜中找到想要的衣服。

❏ 難以配對襪子和鞋子。

❏ 易受花樣圖樣分心；可能喜歡單色。

❏ 難以找到衣服上的鈕釦或拉鍊。

❏ 難以將鈕釦扣上正確的鈕孔。

❏ 難以使用視覺引導動作。

❏ 難以維持平衡。

聽覺

❏ 不喜歡穿戴移動身體時會發出聲響的衣物。

❏ 在穿脫衣物時容易因為雜音而分心。

❏ 在穿脫衣物時難以聆聽口頭提示。

嗅覺／味覺

❏ 因為新衣服的味道，不願意穿戴新的衣物。

❏ 喜歡穿戴用不含香味之洗衣粉／衣物柔軟精清洗與烘乾的衣物。

❏ 難以忍受印上的花樣或熨斗的味道。

❏ 不喜歡剛燙過的衣物，因為燙衣的溫度會引起味道。

飲食檢核表

觸覺

- ☐ 喜歡同樣口感和溫度的食物。
- ☐ 不喜歡食物中的「驚喜」口感（例如：湯裡的麵條）。
- ☐ 常因改變食物口感而作嘔。
- ☐ 由於感覺限制因此吃的食物非常有限。
- ☐ 難以忍受餐具在嘴巴裡；喜歡吃方便用手直接抓的食物。
- ☐ 吃東西時頻繁喝水，沖淡口中的食物。
- ☐ 未感覺到臉上有食物或過度有潔癖。
- ☐ 吃東西時只使用指尖；難以忍受觸碰到手掌內側。
- ☐ 挑食。
- ☐ 對口腔疼痛及溫度的覺察力差，感官能力降低而可能會哽住。

本體覺

- ☐ 喜歡柔軟黏牙或嘎吱嘎吱響的食物，增加感覺輸入（例如：水果軟糖或洋芋片）。
- ☐ 不當咀嚼食物（可能導致哽住）。
- ☐ 容易疲倦，尤其是需要咀嚼的餐點。
- ☐ 力道不足以咬蘋果、切肉等。
- ☐ 撐起身體、用手托住下巴、將頭倚在手臂上或身體靠著桌子維持穩定以進食。

前庭覺

- ☐ 難以維持坐姿平衡。
- ☐ 當變更頭部姿勢就近叉子／湯匙時，難以維持活動注意力。
- ☐ 需要動來動去；時常站起又坐下。
- ☐ 在椅子上一直變換姿勢。
- ☐ 容易疲勞。

視覺

- ☐ 難以利用眼睛引導動作。

❑ 在花樣圖樣的桌布上難以找出食物或餐具。

❑ 易受桌子或盤子的花樣圖樣干擾。

❑ 易受視覺輸入分心。

❑ 低頭靠近食物以阻斷其他視覺輸入。

聽覺

❑ 易受食物、器皿、人們交談的雜音分心。

❑ 不喜歡咀嚼時源自頭內的聲音。

❑ 難以在其他人吃飯或談話時吃飯。

❑ 即使大聲喊叫，仍似乎沒聽到。

嗅覺／味覺

❑ 容易作嘔；不喜歡強烈的味道／氣味。

❑ 食物的耐受度較有限。

❑ 異食症（咀嚼以及吃無法食用的物品）。

❑ 對於嘗試新的食物會有所遲疑。

❑ 營養不良。

❑ 對於烹煮的食物味道感到不舒服。

❑ 對某些食物表現出強烈的偏好，想要每餐都吃。

❑ 似乎聞不到；缺乏吃的動機，因為聞不到味道。

學校／工作檢核表

觸覺

- ☐ 逃避表達情感，例如老師或同儕的擁抱及輕拍。
- ☐ 難以忍受其他人的碰觸；不太喜歡排隊、圍著小圓圈坐下或在侷限的空間內與他人一起作業。
- ☐ 不喜歡手握書寫工具或切割的用具。
- ☐ 不喜歡握著與工作有關的器具。
- ☐ 不喜歡用手碰觸膠水、顏料、貼紙、膠帶，或潮濕、髒污的物品。
- ☐ 難以忍受近距離一對一的指導以及手抓住手的示範。
- ☐ 傾向於使用嘴巴而非雙手探索玩具及其他物品。
- ☐ 用鍵盤工作時會保持最少的接觸（譯註：一指神功）。
- ☐ 過度碰觸物品或他人。
- ☐ 對他人的觸碰出現攻擊性的反應。
- ☐ 在排隊或晨圈時間會爆發情感。

本體覺

- ☐ 很難一直待在同一個位置，常常需要動來動去。
- ☐ 讓自己倚著家具維持穩定（例如：可能將手臂「鉤住」椅子維持直立）。
- ☐「鎖住」關節以維持姿勢。
- ☐ 尋求身體的支撐。
- ☐ 抓握力道不足。
- ☐ 難以適應環境的變更（例如：教室重新規劃時，會造成很大的困擾）。
- ☐ 時常掉落積木、鉛筆、槌子、抹布、粉筆等。
- ☐ 容易疲勞。
- ☐ 使用咀嚼策略（譯註：例如嚼口香糖）來維持注意力與專注力。
- ☐ 使用自我刺激行為來維持注意力或緩解壓力。

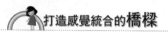
前庭覺

- ❏ 容易分心且容易失去視覺注意力，尤其是移動頭部時。
- ❏ 用頭部尋求自我刺激行為，以維持注意力。
- ❏ 難以維持視覺追蹤；常會失去定位。
- ❏ 時常需要動一動。
- ❏ 在椅子上、地板上以及變更身體姿勢時，平衡較差。
- ❏ 害怕並避開運動場、體育館及樓梯。
- ❏ 在運動場上與體育館冒著不必要的危險。
- ❏ 不喜歡搭乘汽車／公車。
- ❏ 不喜歡汽車／公車停下、起步、倒退或變更方向。

視覺

- ❏ 在雜亂的背景中難以找到物體。
- ❏ 無法以視覺掃描一整頁而未遺漏句子。
- ❏ 在閱讀時，時常失去定位。
- ❏ 對於視覺刺激的物品感興趣，且會旋轉或掉落物品來製造視覺刺激。
- ❏ 注意細節但無法看見整體。
- ❏ 有很強的視覺記憶。
- ❏ 在著色及寫字時容易跳行。
- ❏ 瞇著眼看。
- ❏ 拼圖困難。
- ❏ 在明亮的環境中感到不舒適；偏好昏暗。
- ❏ 用力盯著人或物品看。
- ❏ 上下樓梯時會遲疑。
- ❏ 容易迷路。

聽覺

- ❏ 常搗住耳朵。
- ❏ 呼喊姓名時沒有回應。
- ❏ 大聲說話，濾除進入的雜音。

❑ 對大的聲音出現驚嚇（例如：擴音系統、大聲關門）。

❑ 受雜音分心或難以耐受背景雜音。

❑ 對其他來源的雜音非常敏感（例如：隔壁教室的聲音）。

❑ 喜歡能夠濾除聽覺輸入的活動（例如：撕紙、開關門、自我低哼）。

嗅覺／味覺

❑ 過度想要嗅聞物品或人。

❑ 不喜歡清掃日，因為所有的東西聞起來都像清潔劑。

❑ 當人們發出新的氣味時（譯者註：如香水），出現負向的反應，或對改變氣味的人不再感興趣。

❑ 有許多過敏症。

❑ 表現出非常小的人我距離，需要靠近嗅聞他人。

❑ 對味覺的敏感度過低，可能會吃蠟筆或粉筆（安全問題）。

遊戲檢核表

觸覺

☐ 過量碰觸物體或他人。

☐ 固執、控制慾的人格。

☐ 不喜歡骯髒。

☐ 未使用整隻手；偏好使用手指頭。

☐ 對他人的碰觸表現出攻擊性的反應。

☐ 對疼痛與溫度的覺察力較低。

☐ 如果手部過度敏感，則用嘴巴碰觸物品。

☐ 特別喜愛某些玩具的質感。

☐ 選擇可預測的玩具避免驚喜。

☐ 喜歡乾的遊戲而非潮濕／髒污的遊戲。

☐ 以出乎預期的方式使用玩具——可能是以感覺刺激為目的，而非為了遊戲。

本體覺

☐ 喜歡操作粗大動作玩具，因為可帶動全身的動作。

☐ 肌肉無力。

☐ 容易疲勞。

☐ 抓握力道不足。

☐ 容易發生意外。

☐ 喜歡跌倒與碰撞。

☐ 難以隨玩具變更身體姿勢。

☐ 玩玩具時，容易掉落零件或用力過度（或不足）。

☐ 無法適當玩玩具；依感覺需求使用玩具。

☐ 咬玩具以提升注意力和（或）姿勢穩定性。

☐「鎖住」關節以維持姿勢。

☐ 耐受性差。

☐ 喜歡坐式活動。

前庭覺

- [ ] 雙腳離開地面時會感到害怕。
- [ ] 不喜歡頭下腳上。
- [ ] 逃避遊樂場活動。
- [ ] 逃避需要移動的活動。
- [ ] 對移動的需求過度。
- [ ] 難以因應姿勢變更而調整身體。
- [ ] 在椅子上搖晃或持續轉換重心製造自我運動。
- [ ] 使用眼睛代償平衡困難。
- [ ] 冒不必要的風險。

視覺

- [ ] 對移動、旋轉或定型化動作過度感興趣。
- [ ] 拼圖困難。
- [ ] 在亮光下感到不適——喜歡昏暗。
- [ ] 注意細節但無法看見「整體圖像」。
- [ ] 閱讀時出現跳行。
- [ ] 難以在雜亂的背景中以視覺追蹤或找出物體。
- [ ] 容易迷路。
- [ ] 難以配對與分類物體。
- [ ] 上下樓梯感到遲疑。

聽覺

- [ ] 對聲音出現防衛（可能會摀住耳朵）。
- [ ] 容易被噪音、不預期的雜音嚇到。
- [ ] 著迷某些聲音，並會時常重複聆聽。
- [ ] 持續製造聲音，阻斷其他聲音。
- [ ] 在出現不熟悉的聲音時，停止遊戲。
- [ ] 容易因為聲音而分心。
- [ ] 似乎未融入社交遊戲。

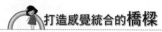
嗅覺／味覺

☐ 在玩之前，先嗅聞或品嘗玩具。

☐ 不喜歡新玩具或有強烈氣味的玩具。

社交技巧檢核表

觸覺

☐ 孤立自己避免他人的碰觸。

☐ 不喜歡群眾和一群兒童，害怕被撞到。

☐ 撞到他人或被其他人碰觸到時，出現攻擊性的反應。

☐ 難以忍受擁抱、親吻與情感表示。

☐ 因為和其他孩童的距離過近而無法和他人一起玩。

☐ 如果空間過於狹小，無法緊鄰他人一起作業。

☐ 尋求深壓覺，且時常撞到他人。

☐ 自我傷害。

☐ 過量碰觸物品和他人。

☐ 固執、掌控慾的人格。

本體覺

☐ 玩打鬧遊戲以得到更多感覺輸入。

☐ 尋求深壓覺、擁抱。

☐ 讓自己窩在狹小的地方（例如：擠在沙發和牆邊，而非坐在沙發上）。

☐ 握手時用力過度（或不足）。

☐ 拍擊、碰撞或撞擊頭部過度。

☐ 自我傷害。

前庭覺

☐ 渴求或逃避運動（取決於處理前庭輸入的能力）。

☐ 轉過整個身體來看你。

☐ 因為不成熟的平衡功能，難以靠近和站在（或坐在）他人附近。

☐ 看其他小朋友跑來跑去會感到頭昏眼花。

☐ 在不斷變動的環境中（譯註：例如運動場）會變得興奮或焦慮。

視覺

☐ 難以判讀臉部表情／社會線索。

❑ 在昏暗中感覺較為舒適。

❑ 用力看東西／人。

❑ 難以經由視覺搜尋找出朋友。

❑ 難以在視野內持續定位朋友，尤其是在繁雜的背景環境中。

❑ 眼神接觸不佳；感覺眼神接觸非常有壓力。

❑ 用力盯著空間範圍搜尋。

❑ 未使用眼睛引導動作。

❑ 無法處理或忍受飽和度高的顏色。

❑ 瞇眼看。

聽覺

❑ 即使呼喊姓名，似乎仍未聽到。

❑ 對其他人的聲音過度敏感。

❑ 持續低哼或唱歌，蓋過環境的雜音。

❑ 不喜歡群眾和嘈雜的地方。

❑ 搗住耳朵。

嗅覺／味覺

❑ 對新的人、新場景反應過度。

❑ 與他人距離過近，想要嗅聞他人的味道。

❑ 舔其他人作為互動方式。

管理挑戰行為的策略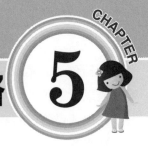

　　管理 PDD 孩童之挑戰行為的第一個步驟，就是瞭解觀察到之行為表現的背後原因。Williamson（1996）找出會影響 PDD 幼童行為的許多因素，包括物理環境、孩童目前的情緒狀態、照顧者的可近性、一般的警醒程度、對感覺刺激增加所累積的負向反應。某些行為可能可以反映孩童對缺乏效率之神經系統的反應，亦即可能無法準確登錄、定向或解釋感覺資訊。

　　PDD 孩童就像晴雨計一樣，可反映出其他人的情緒狀態。瞭解愈多，就愈能夠避免對這些孩子表現出來的某些行為做出負向反應。第 2 章與第 3 章呈現的感覺統合理論，可讓你對這些行為有更多的瞭解。第 4 章提供工具協助你判斷孩童是否經歷感覺統合的問題。

　　第二個步驟則是預防問題行為的出現。以感覺統合理論為基礎的策略，可適應感覺需求，並有助於預防某些不適當的行為。這些策略包括執行感覺餐（sensory diet），以及使用「威爾巴格治療方案」（Wilbarger Protocol）。

　　第三個步驟為管理挑戰行為，發展出一致的程序，供行為出現時採用。本章描述某些非常特殊的問題行為，且提供這些行為出現時可採行的策略。並提供一些常用的冷靜及警醒概念，這些策略對於具有感覺相關問題的孩童特別有幫助。我們並不一定都能夠瞭解某些行為的發生原因。有時候，特殊行為一開始是為了因應感覺需求，後來則成為習慣或一種習得的反應型態。有時須單獨使用傳統的行為方法，或合併感覺統合方法一起使用。某些可能和感覺動作需求有關的行為，可能是不自主的抽筋或反映出其他神經問題。

　　你可以教導孩子辨識並瞭解自己的感覺需求，提供他們增加注意力、降低壓力並改善對感覺刺激之反應的策略。本書呈現的許多策略，均可簡

單地教給孩童。本章結尾是適合教導 PDD 孩童放鬆技術的方案。本章內容涵蓋以下主題：

1. 適用感覺防禦的威爾巴格治療方案。
2. 感覺餐。
3. 常用的冷靜及警示策略。
4. 特殊問題的策略。
5. 孩童的放鬆技術。

適用感覺防禦的威爾巴格治療方案 ●●●

威爾巴格治療方案（Wilbarger, 1991）是一種特殊、專業引導的治療療程，旨在降低感覺防禦。威爾巴格治療方案源自於感覺統合理論，並演變為臨床用途。此計畫包含在一整天當中給予深層觸覺按壓。本技術係由 Patricia Wilbarger（教育學碩士，職能治療督導，美國職能治療學會成員）所研發，她是一位國際認可的專家，擅長感覺防禦的評估與治療。

Wilbarger 女士提供訓練課程，讓專業人員能夠學習如何執行她的技術，並錄製錄影帶、錄音帶及其他出版品（請見第 9 章的「資源」）。在這些課程中，她也分享將此治療方案與處遇計畫加以整合的策略，以及訓練父母、教師及其他照顧者的策略。

目前缺乏研究文獻證實此技術的有效性。不過，許多使用此治療方案的職能治療師，在多種服務族群中均注意到正向的結果。許多自閉症孩童的父母亦表示他們的孩童對此技術表現出正向的反應，包括減少感覺防禦，也同時改善了行為與互動。許多自閉症成人亦透過使用此技術表示可減少感覺防禦、減少焦慮、增加環境的舒適度。我們已觀察到許多個案在使用威爾巴格治療方案後，出現明顯的行為變化。

威爾巴格治療方案反映出臨床實務遭遇的許多困難之一，亦即在治療療程中觀察到的正向結果，尚未完全經由科學研究加以驗證。不過，由於許多軼事報告及我們觀察的支持，如果未提供此技術建議給我們的個案，

感覺會有所損失。在我們和個案討論此選擇時，我們會檢視推薦的原因並提供有關感覺防禦的資訊。我們也會告知此領域缺乏研究資訊，並明確地告知他們可自由決定是否將此技術納入治療療程。

　　需要由受過此技術訓練且瞭解感覺統合理論的職能治療師教導並監督威爾巴格治療方案的實施，這一點極為重要。如果此技術未經適當指導，對孩童可能會造成不適，且可能會造成預期外的結果。

　　威爾巴格治療方案的第一個步驟，包含使用特殊的手術刷提供手臂、背部、腿部皮膚深層按壓。許多人因為使用手術刷而將此技術誤稱為「刷子技術」（brushing）。「刷子技術」此一術語並無法適當反映移動刷子時，在皮膚上產生的總壓力大小。較適當的比擬應該像是使用手術刷提供某人深層的按摩。緩慢、有條理的使用刷子，提供身體廣泛皮膚表面一致的深層壓力。Wilbarger 女士發現並推薦使用一種特殊的手術刷最為有效。但請勿刷在臉部與腹部。

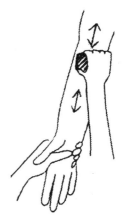

　　接在「按摩」階段後，提供孩童肩膀、手肘、手腕／手指、髖部、膝蓋／腳踝及胸骨溫和的擠壓。這些擠壓可提供大量的本體覺輸入。Wilbarger 女士感覺在使用手術刷後提供關節擠壓是很重要的，但若沒有時間同時完成這兩個階段，則應省略關節擠壓。

　　完整的程序應該僅須花費三分鐘左右。可將此技術融入感覺餐排程中。一開始，每隔九十分鐘需重複進行本程序一次。一段時間後，頻率即可降低。最後則可停用本程序，但也可能需要一直持續。有些孩童立刻就很喜歡這種輸入，其他有些孩童可能會抗拒前幾堂治療課程。你可以唱歌或提供口腔玩具或益智玩具。

　　某些孩童確實喜歡執行這個治療方案，並會尋找刷子拿給父母、教師或照顧者；其他有些孩童以些微的反應忍受之，且有時會抵抗。如果孩童持續抗拒，且觀察到負向的變化，你必須重新考慮使用此技術，並與督導的治療師聯繫。不過這在我們的臨床實務中非常少見。

(一) 個案研究

　　以下你會看到我們在臨床實務中的兒童個案報告,使用威爾巴格治療方案的結果有時相當驚人。其他時候,雖然改變並不大且需一段長時間後才會有所改變,但仍可明顯正向改善孩童及其家人的生活。

派特

　　派特是一位被診斷為自閉症的四歲男孩。他的職能治療師推論他有感覺防禦的問題。派特對於輕觸覺與不預期或大聲的噪音尤為敏感。在人山人海的活動環境下會極為不適。在這些環境中,派特會非常焦慮並會沿著房間四周奔跑。這在停車場中非常危險,父母必須將他穩穩抱住,避免他試圖奔跑以保護他的安全。當父母帶他前往賣場購物或家庭聚會時,也會造成問題。

　　建議將威爾巴格治療方案納入成為介入計畫的一部分,並在一天當中納入各種感覺活動。在只經過一週之後,派特的父母即注意到派特的焦慮程度及奔跑行為已明顯減少。一個月過後,帶派特前往購物與參加家庭聚會也比較輕鬆一點了,他甚至也更願意和同儕及不熟悉的成人互動!

愛咪

　　愛咪是一位被診斷為自閉症的六歲女孩。她的職能治療師推論她有感覺防禦問題。愛咪會逃避輕觸覺,對許多衣物材質感到不適,且會抗拒許多例行的自我照顧活動,包括洗臉、刷牙、梳頭髮、洗頭。愛咪的頭髮對其父母及照顧者而言是最大的挑戰,且愛咪在梳頭後常會哭鬧很久。

　　建議將威爾巴格治療方案納入成為介入計畫的一部分。此方案從週末開始,且當時並未提供其他處遇。

　　愛咪的保母於星期一早上前來工作，她不知道他們正考慮進行這個治療方案且已經展開了。她在白天照顧愛咪並負責她例行的自我照顧活動。當愛咪的父母下班回到家後，保母向父母報告，愛咪並未抗拒梳頭且對於例行的洗滌感到較為舒適。她詢問愛咪的雙親是否從週末開始給她吃藥了！

(二) 減低口腔的過度敏感

　　Patricia Wilbarger 女士也發展出特殊的方案，幫助減低口腔的過度敏感。這種敏感型態，有時稱為口腔防禦，會導致有限的食物選擇，且會干擾刷牙和洗臉。此技術包括使用拇指在牙齒上方底部施加壓力（可能須使用外科手套）。

　　此壓力應與揉眼瞼的壓力相似。在刮掃動作後，將手指放在中間與下方的牙齒上，溫和地往下壓在下頜上。

感覺餐 ●●●

　　感覺餐是一種計畫好的、安排好的活動方案，旨在符合孩童特殊的感覺需求。Wilbarger 與 Wilbarger（1991）已發展出策略提供「恰好」的感覺輸入組合，達到並維持神經系統最佳的警醒度與表現度。適當的感覺餐可以強化適當定向與回應感覺的能力。感覺餐也有助於減低保護或感覺防禦反應，以避免負向影響社交接觸與人際互動。

　　某些類型的感覺活動與攝食「主餐」相似，會非常有能量並獲得滿足。這些活動可提供運動、深層觸覺壓力與繁重的工作。它們是任何感覺餐的動力室，因為它們對神經系統有最明顯且持續的衝擊（Wilbarger, 1995; Hanschu, 1997）。

　　其他類型的活動可能也有助益，但衝擊並不大。這些「感覺點心」或「情緒製造機」是持續時間較短的活動，一般包括口腔、聽覺、視覺或嗅覺經驗。

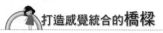
感覺餐並非僅是隨意添加更多感覺刺激到孩童的日常作息中。加入其他刺激有時也會強化負向的反應。最成功的感覺餐包括可讓孩童積極參與的活動。每位孩童均有獨特的感覺需求，且必須依個別需求及反應客製化感覺餐。職能治療師需要評估感覺處理能力，並判定何種類型的感覺活動會有助益。

感覺餐是威力強大的行為工具。如果適當設計並執行感覺餐，可有助於預防許多挑戰行為，包括自我刺激與自虐行為。讓孩童規律地參與感覺經驗，有助於維持專注與互動。當孩童感到較舒適且具掌控性時，會感覺比較不焦慮。

感覺餐的主要目標之一為經由滿足神經系統的感覺需求，預防感覺和情緒負擔。不過，亦可作為復原技術使用。瞭解孩童的感覺需求（或感覺剖析），冷靜活動可在孩童感到壓力以及失去控制時，給予孩童極大的助益。需要教導成人在發現孩童壓力過大，或接近有些父母所說的「情緒抓狂」時，立即採取行動。

孩童之感覺處理系統需要協助的常見指標包括噁心、暈眩、製造雜音、無目標的奔跑或踱步。這些行為可能會增強為重複性的刻板行為，包括自我傷害。有時孩童會容易「停機」，變得被動、想睡或專注於自我。

在家中與學校中有許多執行感覺餐的方法，但需要整體團隊維持一致。根據孩童的需求，感覺餐可能包括在特定時間執行非常特殊的活動。以下所附的表單可讓你列出特定的時間提供活動，並在例行的自我照顧活動中代償感覺問題。

針對 PDD 孩童，使用視覺輔助（圖卡與字卡）有助於確認孩童瞭解例行的日常活動，並可預期將於何時開始參與特定的活動。感覺餐活動可以輕易地融入圖示作息表與活動選擇板內。所有活動均必須要有明確的起始與結束。

在教室或家中張貼海報，可用圖卡呈現規律的日常活動。完成活動時，將圖卡放在信封內，並標記「完成」。這種視覺系統可幫助所有的孩童，因為它將次序及可預期性加入了教室或居家環境中。

感覺餐／調適

姓名：＿＿＿＿＿＿＿＿＿＿

日期：＿＿＿＿＿＿＿

時間	日常活動	活動／調適	註解
	起床		
	自我照顧		
	早餐		
	到達學校或兒童照顧中心		
	上午		
	午餐		
	下午		
	抵達家中		
	晚餐		
	傍晚活動		
	自我照顧		
	就寢		

學齡前感覺餐範例

　　此感覺餐係針對四歲大被診斷為過動，且語言表達有限的男孩菲立普所設計。他也對觸碰及聲音具有感覺防禦。每天他都前往社區日間照護中心。提供的建議包括處方建議（在開始一天之活動前的放鬆技術，以及每隔九十分鐘做一次威爾巴格治療方案），以及應規律提供給菲立普的活動列表。

建議

　　在菲立普開始一天的活動前進行漸進式的放鬆練習（請見本章），協助他轉換到日間照護中心的情境。

　　每隔九十分鐘提供一次威爾巴格治療方案，處理觸覺及聲音敏感的問題。

　　可以選擇以下的自由活動：

☐ 迷你跳床、在舊床墊上跳躍；座式轉盤（如圖）、搖搖船、鞦韆、在墊子上跳躍、「躲入」大紙箱或沙發床下、躺在他身上做「熱狗」、跳到沙坑或雪堆中。

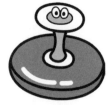

座式轉盤

☐ 跳跳球（如圖）——將把手往下轉變成「椅子」，然後倚著牆壁、角落或內胎（如圖）維持穩定。

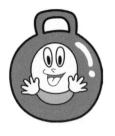

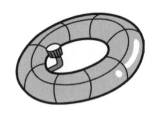

跳跳球　　　　　　　　內胎

❏ 規律的攀爬玩具、滑梯（滑水道）、隧道、大積木（如圖）。

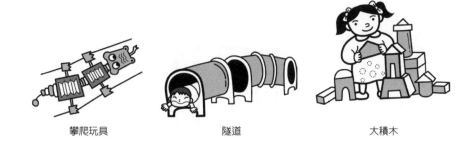

攀爬玩具　　　　　　　隧道　　　　　　　大積木

❏ 平衡木。

❏ 需要動作計畫的障礙訓練。

❏ 奔跑或奔跑任務（例如：「跑到沙箱拿回黃色卡車」）。

❏ 跳娃娃（如圖）。

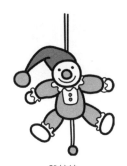

跳娃娃

❏ 推牆運動（如圖）。

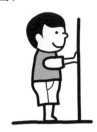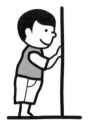

推牆運動

☐ 將大水壺裝滿水，舉起／攜帶裝滿水的水壺，並將其倒出。

☐ 在攀爬架上（如圖，圖片為譯者搜尋自 Google 網站）搖盪、用手懸掛。

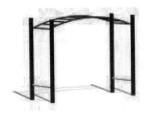

☐ 腳踏車以及可以騎乘的玩具──提供一個可以「碰撞」的柔軟大球或豆袋包（如圖，圖片為譯者搜尋自 Google 網站）作為終點。

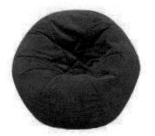

豆袋包

觸覺活動

☐ 每天都可接觸乾燥的感覺遊戲材料（例如：米粒、沙或豆子）。

☐ 將玩具藏在感覺遊戲材料中。

☐ 在一天中不時來個「擊掌」！

☐ 在沙中或鹽巴中作畫。

☐ 拉扯治療管或治療帶、治療性黏土、毛毛球（如圖，圖片為譯者搜尋自 Google 網站）、氣球，或裝滿東西（例如玉米、米、麵粉等）的橡膠手套。

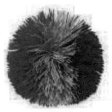

毛毛球

☐ 按摩手部。

☐ 在各種材質的地板上玩手推車走路。

坐姿／晨圈時間的構想

- ☐ 在晨圈時間坐下時提供背部與髖部深層壓力。
- ☐ 重量背心（製作重量背心的方式請見第 9 章）。
- ☐ 聆聽授課時可安靜地握著可變形玩具（fidget toy，可以拿捏玩弄的玩具，例如：「壓力」球、振動筆、Tangle Toy®，如圖）。

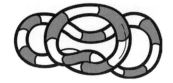

可變形玩具

- ☐ 擺出更具挑戰性的姿勢（例如：高跪姿、肚子撐地、半蹲等）。
- ☐ 坐在有軟墊的椅子上或豆袋椅；坐在老師的膝上；坐在抱枕、楔形墊上（如圖）。

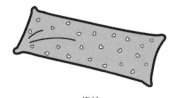 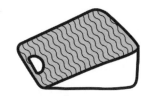

抱枕　　　　　　　楔形墊（為平滑的，趴著比較舒服）

- ☐ 任何需要運用呼吸能力的音樂玩具（例如：卡祖笛、口琴、吹捲，如圖）。

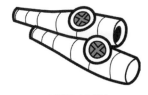 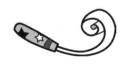

卡祖笛（吹笛）　　　　　吹捲

- ☐ 劃定每位孩子的「位置」——使用洗衣籃、正方形地毯或類似的東西。

觀察感覺餐帶來的變化

菲立普開始喜歡到日間照護中心，他的焦慮感以及失控的動作需求已經減低。他變得更為冷靜且更容易轉換情境。在家中刷牙時已停止抱怨，並可清洗自己的臉部與雙手。他會找出感覺「圖卡」要求特殊的活動，例如在大球上玩耍。許多納入菲立普感覺餐的活動，均已成為教室中的例行活動。因此，他的同學快樂地和菲立普一起參與許多活動。當他對其他孩童離他過近的不適感減退後，他很快便可與同儕有更好的互動。

常用的冷靜、組織及警醒技術 ●●●

以下列出有助於冷靜、組織或警醒神經系統的方法。這些方法僅可作為一般性的指引，因為可使某位孩童冷靜的活動，有可能會使其他孩童變得警醒。可將這些策略融入感覺餐，或是可能也有助於處理特殊的情境。

(一) 冷靜技術

感覺舒緩或冷靜經驗可幫助焦慮的孩童，但對於感覺防禦的孩童特別有用。這個方法有助於他們放鬆神經系統，並可減低對感覺輸入的過度反應。

- 溫水或微溫的沐浴。
- 深壓按摩；以舒適的碰觸按摩背部。
- 關節擠壓。
- 伸展。
- 蜷伏在睡袋、豆袋椅或大抱枕中。
- 毛毯包裹（適中的溫度）或用襁褓包裹幼兒。
- 穩固的壓力與貼近肌膚的碰觸。
- 緩慢搖晃或搖擺——搖椅、躺在大人的膝部或臂彎、躺在肚子上，由頭朝向腳部規律地擺動。
- 在毯子中緩慢前後搖晃。
- 穿著萊卡／彈性人造纖維的衣物。

- 尼奧普林（譯註：一種合成橡膠）製成的背心。
- 重量背心或重量圈。
- 「膝蛇巾」（膝蛇巾的作法請見第 9 章）。
- 薰衣草、香草、香蕉或其他舒緩的香味。
- 吸吮。
- 隱蔽處、堡壘或安靜角。
- 可變形玩具。
- 漸進性肌肉放鬆。
- 白雜訊（white noise）或伴隨穩定之敲打聲的平靜音樂。
- 熊抱（孩童背對你）。
- 擁抱玩具熊、自我環抱。
- 包覆手指並用力拉（如圖）。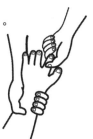
- 減少雜音與光線亮度（關掉電視、收音機與燈光）。

（二）組織技術

組織經驗可幫助反應過度或反應不足的孩童更為專注與專心。

- 吸吮安撫奶嘴或硬糖，或使用彎曲的吸管。
- 振動——使用振動抱枕、電池振動搖動筆（如圖，圖片為譯者搜尋自 Google 網站）、玩具按摩器（如圖）。

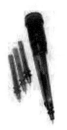

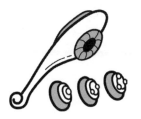

振動搖動筆　　　　　　　玩具按摩器

- 本體覺活動（請見第 8 章），尤其是懸吊、推、拉或抬舉重物。
- 咀嚼、吹（請見第 8 章的「口腔動作」活動列表）。

- 游泳。
- 在活動中加入節律。

(三) 警醒技術

　　警醒技術可幫助對感覺輸入反應不足、被動或愛睡的孩童，使他們變得更專注與專心。重要的是判定孩童是否以「停機」模式回應感覺防禦。倘若如此，則不應使用警醒策略。需要密切監測警醒活動，以預防刺激過度。

- 亮光與新鮮、涼爽的空氣。
- 快速搖晃。
- 快速、不可預期的動作（在球上、膝部或迷你跳床上彈跳）。
- 喝冰水或碳酸飲料。
- 玩冷水。
- 玩捉人遊戲、捉迷藏、老師說的遊戲。
- 坐在球椅（如圖）、水墊或充氣抱枕上。
- 用噴霧瓶將冷水噴在臉上。
- 大聲、快速的音樂與突然發出聲音。
- 用聲音或燈光啟動的玩具。
- 強烈的氣味（例如：香水、薄荷等）。
- 充滿視覺刺激的房間。

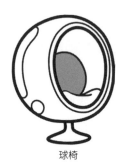

球椅

特殊問題行為的處理策略 ●●●

　　在接下來的段落，我們將呈現某些常見行為的處理方法。這些行為的目的可能是要尋求感覺輸入或逃避感覺輸入。與自我照顧活動有關之特殊行為（食物質感、剪頭髮等問題）的處理策略，請見第 7 章。

(一) 感覺尋求行為

許多 PDD 孩童渴求感覺輸入且似乎對某些類型的刺激貪得無厭。感覺輸入的座右銘「滿足需求」，通常而言是個好建議。不過，有時感覺尋求行為可能無法提供最具組織性、最能夠冷靜或社會可接受的感覺輸入。比較適合的方式為重新引導行為，務必盡力在社會可接受的態度下提供適當的感覺輸入。

咬與磨牙

原因：

孩童可能對此感覺輸入的敏感度不足，且可能不瞭解實際上正在傷害自己。磨牙可能是一種讓自己平靜的方法，在平衡感不良的孩童身上也會觀察到，或許是想要努力讓自己維持穩定。

可嘗試：

利用適當機會提供強烈的感覺輸入給下頜肌肉及口腔，並提供觸覺辨識的經驗。孩童可能會沉浸於咀嚼飲料的吸管，以舒緩壓力並冷靜自己的神經系統。無論使用的策略為何，如果在所有環境中維持一致，將會是最有用的方法。之後孩童將能夠類化適應策略。

在咬東西前先檢視情境。如果侵略行為的根本原因是對於聲音、觸碰或動作的感覺防禦，請嘗試找出敏感源並將其消除（或變更孩童的位置，減少嫌惡感覺輸入的暴露量）。警告孩童並教導因應策略。使用威爾巴格治療方案減低感覺防禦。

嘗試其他的口腔壓力技術：將食指與中指指腹放在上唇與鼻子中間的位置，並溫和但穩固地按壓，提供孩童深層壓力。

奔跑、旋轉或其他動作

原因：

奔跑、旋轉及其他動作會提供強烈的前庭覺及本體覺刺激。

可嘗試：

適當提供強烈前庭覺及本體覺輸入機會的感覺餐。學齡前孩童喜歡玩捉人遊戲或「來抓我」遊戲；大小孩可以在田徑場上奔跑、玩接力賽、直排輪溜冰鞋，或找出讓前庭覺「固定」的替代方法（請見第 8 章）。

衝撞、碰撞及黏人

原因：

這些活動提供令人舒緩的本體覺、前庭覺、深壓觸碰輸入。如果孩童的疼痛耐受度很高，他（她）可能真的需要極強烈的刺激，才有辦法登錄某些感覺刺激。也必須排除耳朵感染的疼痛源，因為孩童可能無法定位刺激的來源。

可嘗試：

找出疼痛的來源。如果是耳朵感染或其他醫療病症，請帶孩童去給醫師接受治療。使用威爾巴格治療方案減低感覺防禦。如果孩童撞擊頭部，請讓他戴上重量帽或腳踏車的安全帽使其冷靜。

擊打、拍擊、捏夾、擠壓、抓取、推

原因：

手部相較於其他身體部位可說極為敏感，且手掌心的感覺輸入可能有助於壓過對輕觸覺的疼痛反應。

可嘗試：

使用威爾巴格治療方案減低感覺防禦。學習替代性的方法取得某些深層壓力／沉重的肌肉工作。例如，孩童可能會推／拉桌椅、用力壓在桌面上、將手壓在一起或按摩手部。向你的職能治療師詢問適當的運動或可變形袋裝玩具（請見第 9 章），以及可讓雙手忙著抓握的小玩意兒。嘗試使用彈性鬆緊繩環（如圖，圖片為譯者搜尋自 Google 網站，請見第 9 章）或其他可提供壓力的腕帶，會振動的玩具可能也有幫助。

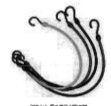

彈性鬆緊繩環

玩口水

原因：

這會提供觸覺刺激給嘴巴、手指及擦拭口水的部位。嘴巴是身體第一個準確的感覺受體，是仍在發展經由雙手接受並準確處理觸覺輸入之能力的孩童常使用的受體。在口腔活動（旨在增加嘴巴的感覺尋求行為）中納入手部活動，以增加接受及處理觸覺輸入時的準確度（請見第 8 章）。

可嘗試：

經由感覺餐在一天當中提供機會強化口腔及觸覺經驗（請見第 8 章）。

拍打

原因：

身體關節與肌肉所發出的刺耳聲響可提供本體覺感覺給手腕、手臂、肩膀肌肉。此行為可能是感覺超載的徵兆。

可嘗試：

經由感覺餐強化一整天中的本體覺經驗。

使用威爾巴格治療方案減少感覺防禦。嘗試撐牆挺身、交互蹲跳、攀爬以及手推車走路（亦可讓孩童的肚子壓在抗力球上，用手走路）。讓孩童玩可變形玩具。

固著的遊戲

原因：

孩童的身體覺知與協調度時常不佳，且動作計畫不佳。僅針對既有技巧的重複性遊戲，不需使用精緻的動作計畫。每次變更遊戲時，孩童必須計畫變更的內容。孩童必須積極參與環境，以規劃動作及遊戲。這對於孩童可能是有壓力且困難的，且可能會「執著」於特定的動作中。此種遊戲可能須滿足圖樣及次序的視覺需求（例如：排列汽車）。

可嘗試：

建立孩童的粗大動作與精細動作技巧（請見第 8 章）；提供機會玩需

要圖案結構的玩具（例如：拼圖、骨牌遊戲、串珠遊戲、七巧板），因為孩童可能會發現圖案具有抒緩的效果。

嗅聞行為

原因：

孩童對嗅聞的敏感度可能較低，並尋求非常強烈的味道。請記住嗅聞的功能在出生時即已存在，且是孩童準確的資訊來源。喜歡嗅覺的孩童無法尊重人我界限，因為他們需要非常靠近他人以嗅聞別人。

可嘗試：

在感覺餐中提供其他難聞的經驗（例如：抹乳液）。提供各種味道小瓶子的「嗅覺箱」。如果孩童迷戀清潔產品，鼓勵孩童每天在監督下進行清潔雜務。取出一兩瓶清潔瓶，漂淨並注入彩色液體，加入喜歡的強烈氣味。

手淫

原因：

這會提供孩童能夠忍受的強烈觸覺刺激。許多難以處理觸覺的孩童，可能較早就會開始觸碰生殖器，因為感覺回饋太過強烈。回饋亦是可預期的，可快速習得動作行為並重複成功。簡單的動作行為即可帶來強烈的感覺輸入。手淫是一種節律性的活動，且節律性的動作有冷靜效果。

可嘗試：

藉由感覺餐，在一天當中豐富冷靜觸覺經驗的方法。提供機會準確處理其他身體部位的感覺輸入。加入深層壓力，經由「加重」衣物冷靜感覺輸入，或使用彈性繃帶將自己纏繞成木乃伊。用治療球或靠枕壓住孩童（時常用自己的重量壓在孩童身上），或讓孩童爬進裝滿塑膠球的球池內。為女孩安排替代座位，避免讓她們兩腳交叉坐在地板上，而男孩則讓他們緊靠著桌子坐，桌子的桌面可避免他們進行手淫。使用威爾巴格治療方案減低感覺防禦。

異食症（咬或吃非食材物質，例如沙子和石頭）

原因：

　　吃不可食用的物質通常可提供強烈的觸覺與本體覺輸入給可能無法登錄感覺刺激的孩童。也可以提供下頜振動，刺激對振動敏感的前庭系統。

可嘗試：

　　提供富含前庭覺和本體覺的感覺餐。使用針對口腔敏感的威爾巴格治療方案，提供下頜壓力。提供振動玩具給孩童咬；或是某些鬆脆（發出嘎吱嘎吱聲響）的物品，在一天當中定時提供口腔刺激。

(二) 感覺逃避行為

　　逃避某些感覺輸入的兒童可能會有感覺防禦，並試著保護神經系統避免感覺超載。有許多逃避反應，但我們僅會討論最常見且對感覺統合方法反應非常好的行為。這些包括：

脫衣服

原因：

　　這是衣物會對皮膚引起不適之觸覺輸入的線索。

可嘗試：

　　使用威爾巴格治療方案減低感覺防禦。利用感覺餐在一天當中提供機會冷靜經驗。改穿材質柔軟的衣物、購買穿過的二手衣物，或確認在穿戴前已經徹底清洗。

逃避眼神接觸

原因：

　　有許多原因會讓孩童逃避眼神接觸，請思索這些感覺的原因。周邊視野可能比直接直視有較小的壓力。可能難以同時處理視覺及聽覺輸入，因此孩子會看向其他地方，以更準確地處理聽覺輸入。孩童可能會找出線條或形狀，因為周邊視野可改變視覺資訊。

可嘗試：

　　使用威爾巴格治療方案，經由感覺餐，在一天當中強化冷靜經驗的機會，減少整體感覺防禦。與孩童周圍的人建立信任關係。用各種技術減敏感：教導孩童看著鏡子、看著自己，並逐漸轉移至別人的眼神。利用孩童的優勢與興趣（視覺圖形以及對形狀的高度興趣），指出他人的眼睛與鼻子，會共同形成三角形（如果用線條連接）。如果他將嘴巴視為橢圓形，且臉部本身也是橢圓形，則他對眼神接觸可更為舒適。對於並未直接眼神接觸的孩童，可教導代表傾聽的身體姿勢（例如：當某人談話時，雙手應保持靜止）。

逃避乘車、鞦韆或任何強加的動作

原因：

　　逃避外界強加在本身的動作，代表該感覺對孩童而言極為驚恐。

可嘗試：

　　經由感覺餐，在每天的生活中強化冷靜的經驗，減少整體感覺防禦。漸進式導入不具威脅性的前庭覺活動，應為長期目標。在動作期間提供本體覺刺激，有助於減低恐懼與焦慮（請見第 8 章）。鼓勵父母將車子往前開出車道，讓孩童可用視覺警示動作的到來（倒車動作可能令人驚恐）。警告孩童即將到來的轉彎及停止。設置安全、可提供大量壓力覺的防衝擊墊料汽車座椅。

逃避爬樓梯或步行在不同平面上

原因：

　　有些孩童可能會出現重力不安全感。他們對於高度以及重力的作用相當敏感。可能會有不成熟的平衡與姿勢反應。

可嘗試：

　　與前述例子相同，以逐漸導入不具威脅性的前庭覺活動是很理想的。

逃避操作感覺物質

原因：

　　這是觸覺防禦極常見的徵兆，因為手部尤其具有豐富的觸覺受器。物質的溫度與濕度時常會造成不同的耐受度。

可嘗試：

　　使用威爾巴格治療方案減低整體感覺防禦。經由每天的感覺餐，提供冷靜觸覺及其他經驗的機會。在進行任何觸覺遊戲時，使用深壓觸覺（觸覺活動請見第 8 章）。在觸碰前按摩手部或許也會有幫助。

受限的手部抓握功能

原因：

　　這是觸覺防禦另一種極為常見的徵兆。此外，如 Hanschu 與 Reisman（1992）所述：「缺乏動作計畫的手，就是缺乏目的的手。」不喜歡抓握的手，尤其是並無觸覺防禦時，代表具有極差的本體覺功能。

可嘗試：

　　經由每天的感覺餐，強化冷靜經驗的機會，降低整體的感覺防禦。使用威爾巴格治療方案，累積許多本體覺經驗。使用雙手開門、攀爬、抓握鞦韆的繩子等。

聽覺敏感

原因：

　　對聲音敏感可能和對言語敏感不同。應先排除聽力問題及耳朵感染。

可嘗試：

　　經由感覺餐及威爾巴格治療方案降低整體感覺防禦問題。幫助孩童掌控環境，例如，在孩童感覺刺激過度時，孩童可以發出線索或口頭表示嗎？孩童可以忍受耳塞或使用隨身聽嗎？消除孩童對聲音來源的疑慮。嚼口香糖或其他強烈的本體覺下巴輸入，可與外在的雜音競爭，並冷靜神經系統。可變形玩具也因為相同的原因而有所幫助。教導放鬆技巧（請見下

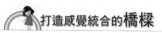
段內容）。考慮聽覺統合訓練。父母可在公共廁所將準備好的「故障」標誌張貼在烘手機上，避免孩童在洗手間時受到噪音的干擾。

孩童的放鬆技術 ●●●

放鬆訓練可幫助所有人處理壓力及焦慮。PDD 孩童普遍都處在高度壓力下。Groden（1998）的研究指出，新的情境、家中或學校的變化、季節變化及強烈的情緒感受（極端興奮、快樂、擔憂或氣憤），均會引起焦慮及壓力。

簡單的畫線活動即可有效教導放鬆技巧（Doan, 1994）。為了教導 PDD 的孩童，通常需要修正這些技巧。如果孩童的身體覺知較差並有動作計畫功能障礙，使用聽覺、視覺及動作模仿的傳統放鬆技巧可能無法成功。

將感覺統合技巧修正至傳統的漸進式放鬆計畫中。你可以簡單地將觸覺及本體覺線索或支持道具加入計畫中，藉由增加感覺回饋提升成功率。支持道具（例如：握力球）可幫助有動作計畫問題的孩童，因為可提供目標動作明確的目的（例如：用膝蓋擠壓球）。

在孩童首先需要學習深呼吸時，口哨或其他吹氣玩具往往會有所幫助。其他孩童會對在游泳課中學習到之「暫停呼吸」的口頭線索做出回應。四歲的孩童即已習得此技巧，並可在例行的時間或要求下，在教室中使用此技巧。較大的孩童需要學習監控本身的壓力程度，並在需要時使用放鬆技巧。

漸進式的放鬆是一種有順序的活動。因為排序是有動作計畫問題之孩童的常見問題，一本「書」或卡片，可幫助學生遵從指示。孩童學習遵循圖示指令，然後翻頁進入下一個指示。為了能夠成功降低壓力，必須學習放鬆技巧，然後在各種環境中定期練習。

指示

接下來八頁含有六張圖片，可剪貼至 4″×6″ 的照片簿上。視需要變更指示量身訂製此方案，並在最後一頁加入獎勵或動因。這些係改編自 Doan（1994）。

- 準備一張圖片並寫下獎勵，尤其是第一次學習此技巧時。在大部分的時間內，感覺玩具或小零嘴和飲料是 OK 的。給予額外的奔跑、跳躍或鞦韆時間，可能就足夠了！

- 大聲念出並示範「握住球並用力擠壓」，教導孩童遵循第一頁（頁99）的指示。跳至獎勵頁面！

- 逐漸增加順序頁面，直到孩童能夠念出整個「故事」，並做出需要的動作，逐步提供協助。然後逐漸廢除「提示」：擠壓球、你的手或吹氣玩具。

- 找出孩童出現焦慮或警醒度過高時的表現（「我會抬高肩膀、咬住嘴唇、哭泣、感覺心跳變快或開始發出聲音嗎？」）。

- 教導孩童辨識感覺到的情緒（例如：挫折）。教導孩童以字詞或圖片標示情緒。

- 協助孩童連結至用來幫助冷靜感覺的放鬆技巧。本書的放鬆技巧可製成圖卡，並使用於孩童的圖片溝通系統內。

我的放鬆課本

［將孩童的照片貼在這裡］

姓名：_____

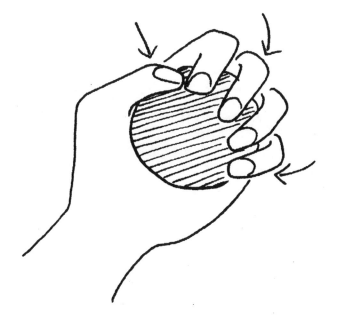

1. 握住球並用力擠壓

然後放開；放鬆

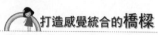
2. 做「鬼」臉

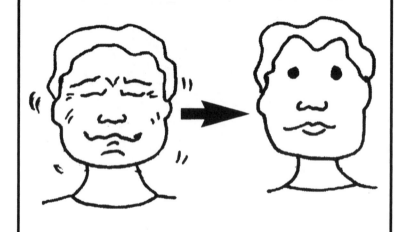

然後放開；放鬆

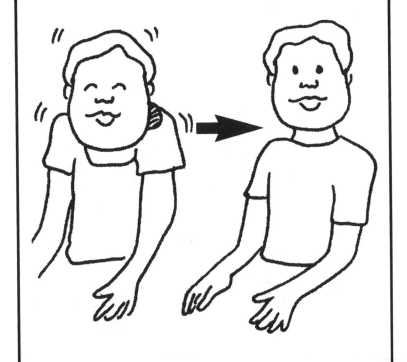

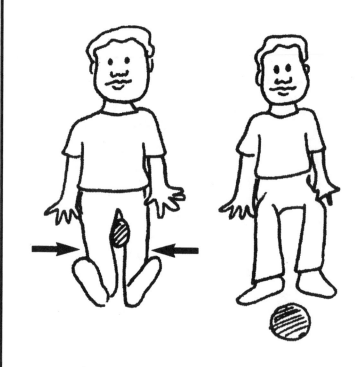

4. 用膝蓋擠壓球

然後放開；放鬆

5. 暫停呼吸

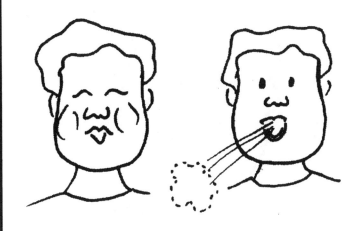

然後吐氣，放鬆

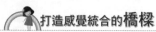
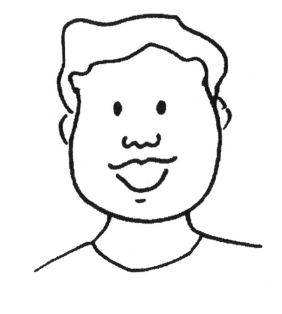

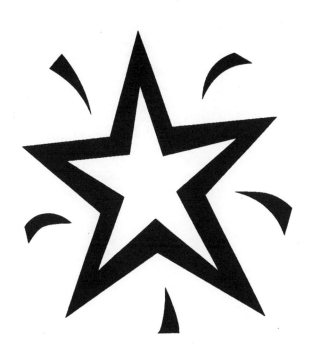

我做得很好

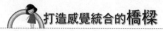

自我照顧技巧的概念 ⑥

　　這世界對於 PDD 的孩童而言，是個極無法預期的地方。孩童可能會錯誤地處理在自我照顧技巧期間內，從身體（以及從環境）接收到的感覺資訊。執行自我照顧活動需要處理毛巾、刷子、牙刷及肥皂等等，你的孩子必須計畫該行為並正確排序步驟；例如，在沖洗前必須將洗髮精抹在頭髮上。改變任何順序，將無法完成此活動。為確保能夠成功，孩童必須注意活動步驟並隨時監督活動的過程。

　　艾莉莎不喜歡母親用毛巾擦拭她的頭髮。當毛巾吸水時，她會因為疼痛而逃避。這是對感覺輸入過度敏感的一個例子，將輸入解釋為疼痛且具警示意味。

　　孩童也可能對感覺輸入反應不足。他們可能會在環境中尋求更多的輸入，或對感覺輸入不以為意。

　　萊恩似乎並未聽到父親叫他吃晚餐。他的父親必須拍他肩膀吸引注意力，然後告訴他現在是晚餐時間。

　　讓事情更具挑戰性的是，有些孩童對感覺輸入的反應會隨時間變化。有些時候他們對於感覺輸入極為敏感，而其他時候又似乎並未察覺到感覺輸入。請記住，諸如壓力、疲勞、動機等因素，都會影響感覺處理功能。

　　PDD 孩童並非隨時均可對環境做出回應，因此我們必須建立他們能夠預期且感到安全的環境。可預期的環境與方法有助於減輕焦慮，並發揮神經處理功能、人際互動及學習。規律及一致性是建立讓孩童感到安全的

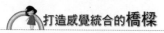
環境,並使孩童願意冒著必需之風險進行學習的關鍵。

請記住,在孩童的耐受性範圍內訓練,可發展信任關係。信任可以降低情緒上的焦慮。如果環境及環境內的人事物能夠彈性因應孩童的需求,你的孩童將可放鬆、卸下警戒並開始進行學習!願這些策略為你帶來好運,我們希望你發現這些策略可帶來幫助。

睡眠 ●●●

良好的夜眠對每個人來說影響重大。睡眠品質不佳的孩童可能會睡眠不足、深度睡眠不足,且清晨不易清醒過來。促進良好的睡眠型態對你的孩童及對你而言均是值得的投資。請記住,壓力性的碰觸和自然溫和的溫暖,能夠使神經系統平靜。

感覺策略

- ☐ 睡前按摩和(或)關節擠壓(可以使用粉撲或乳液)。
- ☐ 重量背心(馬毯、縫入重量的毯子)。
- ☐ 穿戴手腕/腳踝重量環上床。
- ☐ 抱枕、睡袋。
- ☐ 用布包住嬰兒。
- ☐ 不同類型的睡衣褲;嘗試緊身及寬鬆的衣物,判定你的小孩喜歡的類型(絲綢或羊毛)。
- ☐ 避免有打結或束腿的睡衣褲(可能會刺激觸覺防禦的孩童)。
- ☐ 檢查線頭與束口彈性。
- ☐ 每吋 240 針的密織棉布,確保床單的柔順。
- ☐ 可以阻斷分心物、光線及雜音的床帳。
- ☐ 如果你的孩子害怕黑暗,可使用光線溫暖的小夜燈(但不能過亮投射出陰影)。
- ☐ 牆壁使用溫和的自然色調。
- ☐ 深色的窗簾,隔絕光線。

❏ 按摩後背、熊抱、使用毛巾依可預測的動作進行按摩。

❏ 用微小的音量閱讀床邊故事。

❏ 準備一個小空間讓孩童可以窩在裡頭——有些孩童喜歡睡在床墊和床架之間，或是孩童喜歡將床靠向牆壁，藉此他們可以用背部抵住牆面。

❏ 如果孩童怕高，請將床墊放在地板上。

其他策略

❏ 可預測的每日睡前習慣（例如：沐浴、刷牙、說故事、鋪床）。

❏ 有組織的房間：乾淨且整齊。

❏ 在睡前排除打鬧遊戲，因為可能會過度興奮。

❏ 睡前如廁。

穿脫衣物 ●●●

穿脫衣物涉及許多技巧：視知覺、動作計畫、平衡、粗大動作技巧及精細動作技巧。獨立穿脫衣物可真正帶來掌控感，並促進健康的自尊。

感覺策略

❏ 清楚瞭解質地的感覺；買孩子喜歡的衣服（讓你的小孩在學校穿著不協調的衣物但維持平靜，遠比看似漂亮但卻沮喪來得重要）。

❏ 為你的小孩規劃裝滿舒適衣服的衣櫃。

❏ 在穿脫衣物前鼓勵深層壓力活動，降低觸覺敏感。

❏ 內衣反穿，預防接縫及標籤的摩擦。

❏ 按摩頭皮並在鏡子前面戴上帽子，增加戴帽子的耐受度。

❏ 如果孩童用眼睛引導動作有困難，鼓勵使用其他感覺系統進行代償（觸碰）。

❏ 注意聽覺及視覺刺激是否過度，並將其降低。

❏ 在鏡子前為孩子穿脫衣物，加入視覺線索協助動作計畫。

- ☐ 拆解穿脫衣物的技巧，並讓孩童完成最後一個步驟，然後最後兩個、最後三個步驟等。
- ☐ 如果孩子對起始動作有困難，幫他起始該動作並讓孩子完成（例如：拉拉鍊）。
- ☐ 如果你的小孩對身體姿勢變化感到害怕，以固定的姿勢為他（她）穿脫衣物（學步期孩童可以站著換尿布）。
- ☐ 如果孩童喜歡脫衣服，試著使用感覺防禦威爾巴格治療方案與按摩。
- ☐ 使用擴大性溝通（augmentative communication）策略，鼓勵瞭解脫衣服的後果。
- ☐ 如果孩童的雙腳敏感，讓他們反穿襪子，並在穿鞋子前先洗過鞋子使其變軟。
- ☐ 嘗試綁鞋帶的鞋子，因為可有效綁緊。
- ☐ 剪掉衣服的標籤。
- ☐ 使用不含香味的洗衣粉清洗衣物。
- ☐ 使用不含香味的衣物柔軟劑。
- ☐ 使用烘乾機烘乾衣物，降低硬度。
- ☐ 選擇較柔軟的織物，如羊毛；而非堅硬的厚質棉布。
- ☐ 注意鈕釦及連身吊帶褲釦子發出的雜音。
- ☐ 如果孩童會一直將手放入尿布或內褲內，可嘗試穿連身吊帶褲。
- ☐ 對袖子與褲管的長度保持敏感，選擇孩子喜歡的長度。
- ☐ 注意織物的形式以及圖樣可能引起的分心。
- ☐ 確保衣物合身；在孩童變化其他姿勢時，不會刺痛皮膚。

其他策略

- ☐ 整理抽屜和衣櫥，使孩童能夠選擇自己想要穿的衣服。
- ☐ 花時間準備進行換季：討論、準備、使用社會故事解釋此變化。
- ☐ 選擇搭配 Velcro® 黏釦帶（一種魔鬼粘）的鞋子，並為有精細動作困難的孩童在鈕釦後面增加黏釦帶，並在拉鍊上增加拉環。
- ☐ 在前一天就準備好要穿的衣服，並擺在床上放好。

❏ 鼓勵孩童將衣物收好，讓他們知道應該放在哪裡。

❏ 如果有平衡上的困難，讓你的孩子坐著穿鞋襪。

❏ 使用有顏色的衣服，幫助孩童辨識左右。

❏ 在孩童的衣物上縫製標籤，在他迷路時有助他人辨識孩子的身分。

❏ 在穿脫衣物時，唱出步驟。

❏ 試著替娃娃或熊熊穿脫衣物，練習解開、扣上釦件。

❏ 嘗試後向鏈結（backward chaining），亦即讓你的孩童完成活動的最後一個步驟，然後是最後兩個步驟等。

面容修飾 ●●●

我們在一天當中花費許多時間洗頭髮、刷牙與沖洗身體。如果我們維持乾淨並有良好的儀容，也會較受人歡迎。觸覺處理困難、平衡感與身體覺知不佳、動作計畫不佳對我們的面容修飾會有負向的影響。

盡可能讓你的孩童獨立完成活動。這與自尊有關，且相較於他人的觸碰，神經系統較容易處理自己加諸本身的觸碰。如果有人可成功協助孩童修飾面容，請留意她的方式、使用的觸覺類型、說話的內容、與孩童的距離等。其他人可以模仿這樣的方式，好讓面容修飾進行得更加順利。

自我照顧技巧的一般策略

❏ 使用視覺輔具增加孩童對活動的理解度（例如：圖形符號、時間表、順序分解）。

❏ 使用溝通支持（例如：社會故事、圖形符號）。

❏ 建立一致性及可預測性，降低壓力。

❏ 有組織的環境；物歸原位，讓孩童更能夠自行找到它們。

❏ 標示抽屜和衣物，促進孩童能自己收拾並將東西找出。

❏ 使用專屬於孩童的冷靜策略。

❏ 請記住，有壓力的碰觸比輕柔的碰觸更具組織效果。

❏ 盡可能減少感覺輸入。

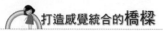
❏ 如果小孩對感覺輸入有誇大或不適的反應，為了減低防禦現象，嘗試使用威爾巴格治療方案。

❏ 建立習慣。

❏ 使用激勵物。

❏ 使用韻律和音樂。

❏ 練習動作計畫——將技巧拆解為較小的要素，一次教導其中一種元素。

盥洗 ●●●

感覺策略

❏ 使用不含香味的肥皂，減少過敏性。

❏ 使用較厚的毛巾，以穩定的力道擦身體。

❏ 如果孩童害怕和平衡有關的活動，試著使用淋浴而非泡澡沐浴（因為身體的姿勢變化較少）。

❏ 摸起來溫溫的水是最好的溫度；讓孩童測試水溫，以確保舒適感。

❏ 對於頭部位置改變感到不適的孩童，可能無法在浴缸中躺下沖洗頭髮；試著使用手握式蓮蓬頭或使用毛巾遮蓋眼睛，舀水沖洗頭髮。

❏ 在盥洗時，試著將水和泡沫融入遊戲中。

❏ 如果孩童容易受不了壓力，請將燈光調暗並降低音量。

❏ 小心別讓孩童吃到肥皂。

❏ 給孩童選擇淋浴或泡澡。

❏ 試著在浴缸加裝扶手，因為孩童可能會害怕出入浴缸。

❏ 洗頭時，用力按摩。

❏ 如果孩童對觸碰敏感，用毛巾向下按壓。

❏ 用毛巾擦乾時施加壓力。

❏ 在鏡子前面擦乾，並念出身體部位，強化孩童的身體「地圖」。

❏ 使用小手巾擦乾，因為可較容易操控且可有較多的視覺引導。

其他策略

☐ 在你計畫使用面巾或牙刷碰觸孩童前，先告訴你的小孩。

☐ 使用認知準備策略，例如：「接下來我要清洗你的右手臂，然後是你的左手臂」。

☐ 使用視覺輔具協助理解活動。

☐ 在水槽或臉盆中提供和水有關的遊戲或有趣的玩具（例如：水槍、船、潛水夫玩具、可擠壓的瓶子、泡泡、泡泡浴、沐浴泡泡皂、蠟筆肥皂、滾擦式肥皂）。

☐ 使用絕緣管為材料設置把手，以防跌倒。

☐ 使用音樂與激勵物。

如廁訓練 ●●●

如廁訓練對有感覺統合困難的 PDD 孩童而言，確實是項挑戰。成功的如廁需要接收並解釋膀胱脹滿或需要腸道蠕動所發出的感覺訊息訊號。孩童必須形成動作計畫前往浴廁，且接著必須克服浴廁中的感覺訊息挑戰。

如廁訓練是孩童期可能會反映壓力的一種活動，且孩童經由如廁控制，可練習許多控制行為。試著避免讓如廁訓練成為意志力上的戰爭。讓事情變得更順暢而不要附加壓力或期待。如果你對孩童感到挫折，請瞭解這絕對是正常的。此時可先將壓力移除，經過一段時間後再重新回到此議題。腸道及膀胱均屬於平滑肌，並將膀胱或腸道脹滿的訊息傳送至大腦，這種訊息比起橫紋肌（在手臂或大腿）接收到的按摩訊息，好比呢喃細語。

感覺策略

☐ 如果孩童似乎未警覺到有在解尿，讓他赤裸身體（譯註：請留意環境溫度的保暖）——在他解尿時將可看見，並與此結果的相關感覺加以連結。

☐ 如果孩童包尿布，可將注意力轉移至其他感覺訊息上，例如味道以及濕尿布所增加的重量（布尿布比拋棄式的紙尿布可提供更多感覺回饋）。

☐ 如果孩童對衛生紙敏感，可試著以濕紙巾或濕毛巾擦拭。

☐ 如果你的孩童無法忍受坐在馬桶上，請盡可能試著讓他感覺安全：

  • 使用嬰兒馬桶座椅，讓馬桶的洞口變小。

  • 在孩童腳下放一張凳子。

  • 試著讓孩童穿上重量背心，鼓勵坐久一點。

  • 試著提供扶手讓孩童扶持。

  • 運用分散孩子注意力的東西，像是書籍、歌曲、音樂、牆上的圖畫。

  • 孩童喜歡包尿布的安全感；如果他們需要安全感，允許他們在如廁時包著尿布。

  • 試著使用有襯墊的馬桶座，因為比較柔軟也比較暖和。

☐ 如果視覺輸入的刺激過度，請關掉燈光或將其調暗。

☐ 如果雜音過大，請在浴廁放置吸音材質的毛巾或試著使用耳塞、音樂或將水龍頭開啟。

☐ 如果孩子會塗抹糞便，請建立照顧者在場的浴廁慣例，並提供具有濃厚氣味的活動。

☐ 不要強迫；尊重孩童的耐受性。

☐ 如果孩童對動作感到不適，換尿布可能會有困難；試著讓孩童站著換尿布。

其他策略

☐ 使用視覺輔具及社會故事，增加孩童對活動的瞭解。

☐ 盡量讓此活動舒適。

刷牙 ●●●

感覺策略

❏ 如果孩童極為敏感，考慮使用面巾擦拭牙齒。

❏ 如果孩童對碰觸口腔內的牙齒過度敏感，試著使用威爾巴格治療方案處理感覺防禦（口腔計畫）。

❏ 為了處理敏感性的問題，可在牙齒及牙床略施壓力。

❏ 一開始先使用 Nuk® 牙刷（嬰兒軟毛牙刷），然後再換為短硬毛牙刷。

❏ 使用香味極淡的牙膏。

❏ 運用有壓力的碰觸。

❏ 站在孩童背後穩定身體，促進孩童的平衡。

❏ 嘗試使用電動牙刷——振動可能有冷靜的效果。

❏ 在準備刷牙時，試著對頭、頸、肩進行關節擠壓。

其他策略

❏ 鼓勵多喝水，除去口腔內多餘的食物。

❏ 嘗試使用腳凳，讓孩童可摸到水龍頭。

❏ 搭配唧筒下壓裝置使用牙膏，促進有精細動作困難之孩童的獨立性。

梳頭 ●●●

感覺策略

❏ 如果孩童對觸覺敏感，請使用刷頭比較大的梳子。

❏ 梳頭髮時，維持穩定的力道。

❏ 在鏡子前梳頭，讓孩童可預測接下來的部位。

❏ 讓孩童自己梳頭。

❏ 在梳頭髮前先按摩頭皮。

其他策略

☐ 盡量使用順髮乳梳理。

☐ 處理糾結的頭髮時，從頭髮底部開始，握住糾結處，然後逐漸朝向髮根往前梳開。

☐ 將頭髮剪短。

剪頭髮 ●●●

感覺策略

☐ 使用鏡子與口頭提醒，讓孩童預測即將被碰觸的部位。

☐ 試著使用耳機隔絕理髮剪的雜音。

☐ 從頭部至頸部及肩膀，施以往下按壓的力道。

☐ 運用梳子給予穩定力道的按壓。

☐ 在穿好衣服前，吹走所有剪下的斷髮。

☐ 尋找一位有彈性且具敏感度的造型師──絕對值得如此做。

☐ 嘗試使用威爾巴格治療方案，減少敏感度。

其他策略

☐ 使用視覺輔具及社會故事，提升對活動的理解度。

☐ 使用分散孩子注意力的物品和激勵物。

☐ 在前往理髮店前，先為孩童洗頭，以減少待在理髮店所需的時間。

☐ 繼而提供有趣的活動或把戲。

飲食 ●●●

　　飲食技巧或缺乏飲食技巧，往往最令父母感到焦慮。在此技巧上有困難的孩童，可能對觸覺、嗅覺或味覺過度敏感。對感覺輸入敏感度不足的孩童，可能對其口腔以及如何移動舌頭、下頜的警覺性較差。他們在吸吮、吞嚥及呼吸的同步性上，具有較差的組織性。有些孩童需要活動，而

無法靜坐至用餐完畢。他們午餐時間的光景可能是塞滿一口食物就繞家中「跑一圈」。

其他孩童的問題可能是另一種極端，他們使用嘴巴探索世界。含住、咀嚼且有時會吞下可食用以及不可食用的物品。在發展上，嘴巴是第一個能夠準確解釋感覺回饋的身體部位。當雙手發展出準確解釋感覺輸入的能力時，它們即可接替扮演環境的主要「調查員」。

感覺策略

❏ 留意食物的質地、各質地的混合以及溫度。

❏ 鼓勵孩童在每一大口食物之間用水「清理」嘴巴。

❏ 如果孩童有口腔敏感的問題，試著使用威爾巴格治療方案處理感覺防禦（口腔計畫）或執行口腔減敏感計畫。

❏ 經由牙齒、牙床、臉頰與嘴唇施加壓力，為食物做準備。

❏ 使用 Nuk 牙齦按摩牙刷進行按摩，為進食做準備。

❏ 以動作為孩童準備進食（例如：坐在彈力球上、父母膝上、搖搖板上等）。

❏ 在桌上使用小的化妝鏡，幫助將食物準確地放入嘴中，以及每口後將食物清理乾淨（視覺系統可代償觸覺系統減弱的回饋）。

❏ 如果你的孩子會吃得很邋遢，進食前在嘴唇與嘴巴周圍提供按壓，並鼓勵口腔動作活動（例如：吹口哨、吹泡泡），以促進更好的感覺回饋，建立肌肉張力，進而有更好的嘴巴閉合。

❏ 如果孩童有使用器皿上的困難，試著使用加重的把手，提供更多感覺回饋並使動作更為精確。

❏ 如果孩童時常濺出飲料，試著使用加重杯或有蓋子及吸管的杯子。

❏ 為活動量大的孩童穿插動作時間。

❏ 試著使用凝膠坐墊或 Move'n Sit 坐墊（如圖，請見「資源」），促進在坐姿下進行少量的動作。

❏ 使用重量背心，提供維持靜坐所需的額外輸入。

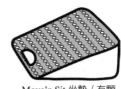

Move'n Sit 坐墊（有顆粒，坐墊需「止滑」）

❑ 如果孩童有觸覺防禦，將座位安排在桌子邊緣，減少他人的碰觸。

❑ 在學校或日間中心設置小型的「咖啡」桌，減少額外的碰觸。

❑ 鼓勵使用口哨、口琴、卡祖笛等，進行大量口腔動作遊戲。

❑ 試著使用製冰盒或冰塊／果汁冰塊，為嘴巴進行減敏感。

❑ 減少壓力極大的聽覺與視覺輸入。

其他策略

❑ 如果孩童癱在椅子上，試著由肩膀提供一些壓力，建立肌肉張力並促進直立姿勢。

❑ 不要超出孩童的耐受度範圍。

❑ 調查孩子會過敏的食物以及疲倦和胃口的情形。

❑ 嘗試不同的座位安排，促進直立姿勢與專注力。

❑ 從孩童喜愛的食物開始，然後再增加選擇。

❑ 形塑整體家庭，並鼓勵家庭一起參與孩童的形塑。

❑ 鼓勵孩童獨立表達想要（或贊同）的食物。

❑ 在孩童的餐盤下試著使用 Dycem® 防滑產品或類似的止滑材料，將餐盤維持在固定的位置。

❑ 預先切好食物，鼓勵獨立進食。

❑ 改良器皿，代償孩童的精細動作及平衡困難。

❑ 改良座椅，代償發展中的平衡功能。

遊戲 ●●●

　　遊戲時常被稱為是孩童期的天職。遊戲可提供孩童機會去發展粗大動作、精細動作、視覺動作、認知功能、語言能力、想像力、注意力及社會技巧。PDD 孩童時常在遊戲上遭遇困難，因此，他們在學習孩童期必備之技巧上，可能居於不利的情況。

　　遊戲活動是孩童的第一個社會經驗。一開始遊戲屬於個人活動，之後則成為平行活動（孩童在同一空間內遊戲，但並未玩在一起）。最後，遊

戲進階為合作性的遊戲，孩童們玩在一起——共享歡樂、想像力與技巧。
PDD 孩童在遊戲上會出現困難，感覺統合問題可能扮演了其中一角：像
是操作玩具上的問題、精力不足以及動作計畫問題（以正確的順序建立並
排序遊戲的步驟）。

感覺策略

❑ 如果孩童有不離身的撫慰玩具，請常加清洗並盡量讓孩童保有該玩具
（如果孩童真的有喜歡的毯子或玩具，「保險起見」可試著購買兩個
或三個）。

❑ 持續用嘴巴咬物品的孩童，可使用嘴巴蒐集關於玩具的訊息，或是
能夠自我冷靜——試著使用威爾巴格治療方案處理感覺防禦（口腔計
畫），以及手掌的感覺計畫，讓孩童的注意力從嘴巴轉移至雙手。

❑ 如果孩童用嘴巴使自己冷靜，試著使用口腔動作活動，例如：咀嚼、
吹口哨、吹泡泡，這些活動均可提供具冷靜效果的感覺輸入。

❑ 按摩掌心；並試著使用重量腕帶增加回饋。

❑ 有些孩童過度使用觸覺且可能以不當的社會方式進行觸碰；試著以社
會故事教導界限。

❑ 鼓勵孩童經由視覺蒐集資訊，並運用記憶建立需要的資訊。

❑ 對觸覺敏感的孩童可能無法參與會弄髒身體的污糟遊戲——嘗試使用
抑制技術：觸壓、按摩或使用威爾巴格治療方案處理感覺防禦。

❑ 鼓勵孩童使用工具或穿戴手套參與污糟遊戲。

❑ 考量遊戲材料的溫度與質地。

❑ 從乾淨到骯髒的活動分級。

❑ 使用喜愛的人物造型或遊戲，並融入觸覺要素；使用激勵物克服逃避
的障礙。

❑ 對平衡活動敏感的孩童可能無法參與操場遊戲或雙腳需離開地面的
遊戲——在前往活動前嘗試提供按摩、關節擠壓及「負重」活動。

❑ 尊重孩童的恐懼。

❑ 使用具冷靜效果的例行活動，因為具有可預測性。

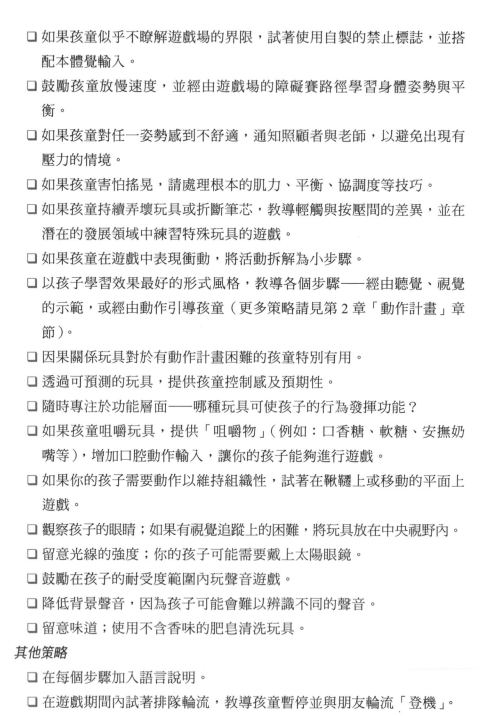

- 如果孩童似乎不瞭解遊戲場的界限，試著使用自製的禁止標誌，並搭配本體覺輸入。
- 鼓勵孩童放慢速度，並經由遊戲場的障礙賽路徑學習身體姿勢與平衡。
- 如果孩童對任一姿勢感到不舒適，通知照顧者與老師，以避免出現有壓力的情境。
- 如果孩童害怕搖晃，請處理根本的肌力、平衡、協調度等技巧。
- 如果孩童持續弄壞玩具或折斷筆芯，教導輕觸與按壓間的差異，並在潛在的發展領域中練習特殊玩具的遊戲。
- 如果孩童在遊戲中表現衝動，將活動拆解為小步驟。
- 以孩子學習效果最好的形式風格，教導各個步驟——經由聽覺、視覺的示範，或經由動作引導孩童（更多策略請見第 2 章「動作計畫」章節）。
- 因果關係玩具對於有動作計畫困難的孩童特別有用。
- 透過可預測的玩具，提供孩童控制感及預期性。
- 隨時專注於功能層面——哪種玩具可使孩子的行為發揮功能？
- 如果孩童咀嚼玩具，提供「咀嚼物」（例如：口香糖、軟糖、安撫奶嘴等），增加口腔動作輸入，讓你的孩子能夠進行遊戲。
- 如果你的孩子需要動作以維持組織性，試著在鞦韆上或移動的平面上遊戲。
- 觀察孩子的眼睛；如果有視覺追蹤上的困難，將玩具放在中央視野內。
- 留意光線的強度；你的孩子可能需要戴上太陽眼鏡。
- 鼓勵在孩子的耐受度範圍內玩聲音遊戲。
- 降低背景聲音，因為孩子可能會難以辨識不同的聲音。
- 留意味道；使用不含香味的肥皂清洗玩具。

其他策略

- 在每個步驟加入語言說明。
- 在遊戲期間內試著排隊輪流，教導孩童暫停並與朋友輪流「登機」。

- ❑ 提供大量練習粗大動作的機會，並交替進行粗大動作遊戲和精細動作遊戲。
- ❑ 讓遊戲更具誘因和樂趣。
- ❑ 教導遊戲技巧。
- ❑ 鼓勵共享及交流情感的意願，並鼓勵欣賞他人的努力。
- ❑ 改造玩具以因應孩子的精細動作困難。

改造居家、學校和孩童照護設施

CHAPTER **7**

　　所有孩童在可預期的環境內，均可有較佳的功能表現。這可以經由提供井然有序的房間供其存放他們自己的東西而輕易做到。提供規律性和結構性，可代償孩童在語言、排序、注意力轉換及記憶功能上的障礙。建立習慣或一致性的做事方法，對大部分的 PDD 孩童極有幫助，且可減低壓力，亦可提供更具一致性且可靠的感覺訊息。當孩童掌握新的學習時，此學習可類化至不同環境設施與照顧者間。於活動中在孩童的耐受度範圍內加入小的變化，可導致較佳的問題解決能力與技巧類化能力。類化可提升技巧的彈性，使該技巧發揮功能並具有實用性。

　　蘇西瞭解她都是在廚房內進食。她知道自己的鞋子、夾克及背包
　　都放在側門，且都是在自己的床上睡覺。這種環境上的一致性，
　　減少了蘇西勃然大怒的行為。

　　如果我們有固定的地方擺放汽車鑰匙，我們每次就知道可以在哪裡找到汽車鑰匙。當我們為了不想遲到已在揮手道別時，如果還得花時間尋找車鑰匙，我想這對多數人來說是很有壓力的。

　　我們需要考量環境、作息及對待自閉症／PDD 孩童之方法的一致性。如果我們瞭解孩童的個別風格，我們可致力維持環境的一致性──家中、祖母家、教室及兒童照護的設施。

　　孩童大部分的時間都在家中度過。這是他們第一個熟悉的環境。他們最喜愛的人都住在家中，因此家中是可以放鬆與進行學習的地方。許多家

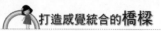

庭都以家中作為孩童的第一間學校,可將能夠提供孩童機會整合感覺訊息的活動融入居家生活中。在購買設備之前,考量你的空間、其他家庭成員的需求以及孩童的需求。一致的遊戲空間以及有組織的居家,可提供孩童調整活動級別的機會,並提升舒適感與放鬆感。組織性可提供 PDD 孩童掌控感,因為他們能夠預測一天的生活。

　　轉換時間(活動或環境間的轉換時間),對 PDD 孩童時常具有壓力。因為對於注意力、感覺處理及動作計畫的需求,會有全新的期待。改變總是不容易,且應有搭配圖示作息表的感覺計畫。應設置一個空間,讓孩童有機會馬上可進行熟悉的「安全」活動。其他孩童或許也可以參與感覺計畫。以下所列出的感覺策略,提供讀者關於代償感覺統合失調的概念,並使用孩童最能夠處理的感覺系統。我們也納入一些常用的策略,提供不具感覺基礎的概念,而且我們發現這些策略在 PDD 孩童身上極為有用。

環境調整──居家 ●●●

(一) 居家的感覺策略

- ☐ 在家中,提供「藏匿的處所」,像是豆袋椅、小帳篷、枕頭角。
- ☐ 使用柔軟的物品、地毯及枕頭吸收雜音。
- ☐ 減少視覺刺激及聽覺刺激,以減少分心。
- ☐ 使用抱枕、加重地毯、厚重的被子或重量背心,提供具冷靜效果的輸入。
- ☐ 為孩子提供適當的光線形式及亮度。
- ☐ 使用計時器警示孩童活動的開始和結束。
- ☐ 試著在要求較多的活動之間安排冷靜活動,維持平靜的神經系統(請見「感覺餐」章節)。
- ☐ 留意孩童可作出良好反應的人格類型為何?(聲音、音量、親近性、口語表達及面部表情。)
- ☐ 讓你的孩童有機會進行「負重工作」(例如:在雜貨店中搬物品、送

洗衣服、拉掛曬衣繩、使用重的噴水罐澆花、推購物車、在食物櫃中堆疊瓶罐）。

❑ 如果孩童對動作有良好的反應，在家中規劃一個安靜的區塊安裝吊床鞦韆或玄關鞦韆。

❑ 柔軟、溫暖的水床，可提供舒適感與放鬆感。

❑ 注意孩子對顏色的反應。

❑ 使用墨鏡減少強烈的日光、路燈及夜晚的車燈。

❑ 使用從牆壁反射的柔光，減少視覺強光。

❑ 使用柔和的淡彩色彩繪孩童的房間，但不要填滿牆壁誘發視覺分心。

❑ 如果孩童需要大量視覺訊息，請考量用亮色系彩繪房間並增加動態雕塑。

❑ 提供睡袋讓孩童蜷曲其中。

❑ 聽力敏感的孩童應將臥室安排在房子安靜的角落。

❑ 留意廣播、電視及電話發出的背景聲音。

(二) 居家的一般策略

❑ 減少雜亂；將多餘的玩具及衣物收到盒子中並貼上標籤。

❑ 為物品安排特定的存放位置，讓你的孩童（和你自己！）能夠輕易找出，鼓勵孩童物歸原位。

❑ 使用視覺輔具促進對活動的瞭解。

❑ 使用時間表讓你的孩子知道當天早上會發生的事情。

❑ 將例行工作拆解為小步驟以促進學習；給孩童充裕的時間處理這些指示。

❑ 使用計時器幫助孩童完成活動。

❑ 建立習慣並一致遵循；這有助於孩童預測即將到來的活動並使其感覺平靜。

❑ 在前一晚為上學做準備（衣物、午餐、作業），減少隔天早上的壓力。

☐ 使用視覺及溝通輔具，讓你的孩童為變化做準備。

☐ 如果呼喊孩童的姓名無效，使用觸覺引導孩童的注意力。

☐ 盡可能提供視覺線索作為指引。

☐ 分享彼此的朋友！

(三) 其他居家策略

　　許多孩童可從能夠提供冷靜輸入的環境中受益，例如音樂、以乳液按壓、緩慢規律的直線平面搖晃，或諸如由吸管喝水等口腔動作。孩童或許可參與威爾巴格治療方案以處理感覺防禦，或由職能治療師為其設置有組織性的感覺餐。

　　提前的聽覺及視覺準備可有助於環境的轉換。計時器、有鈴聲的鬧鐘、手錶（附計時功能）以及具體的轉換物體，在轉換期間內將可有所助益。孩童可從使用具體的轉換物體中受益，因為他們可將該物體和轉換活動相結合。例如：給安蒂她的夾克，可促進準備進行休息的能力，她可瞭解該活動與轉換。若缺乏此瞭解，孩童會抗拒變化，即使下一個活動是她所喜愛的活動。

　　關於自我照顧技巧的專屬策略，請詳閱第 6 章。

居家及學校的遊樂設備 ●●●

　　在我們的臨床經驗中，我們觀察到提供大量動作、觸壓及一致性的活動或居家環境最容易成功。以下為建議的項目列表，職能治療師可幫助引導你選擇設備。

　　本書第 9 章並提供「自製設備概念」的相關說明和供應商。

☐ 戶外跳床。

☐ 室內迷你跳床。

☐ 大型治療球或跳跳球。

☐ 鞦韆——內胎型、平台鞦韆、吊床、繩索鞦韆、圓
　盤鞦韆（如圖）。

☐ 豆袋椅。

☐ 幼童型桌椅。

☐ 沙箱或感覺豆。

☐ 帳篷型球屋（如圖）、附有襯墊的大箱子或自製
　堡壘作為孩童可躲避其中的安全處所。

☐ 柔軟的表面提供「衝擊與撞擊」，例如：大枕頭
　與舊床墊。

☐ 玩、投擲加重物品（例如：沙包、裝滿水的海
　灘球）。

☐ 用手或嘴巴操弄的「可變形」小玩具。

☐ 一般的污糟遊戲與觸覺大冒險。

☐ 可食用的精細動作及口腔動作活動。

☐ 滑板車（如圖）。

☐ 搖搖板。

☐ 凝膠坐墊。

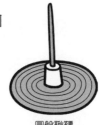

圓盤鞦韆

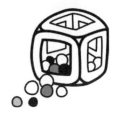

帳篷型球屋

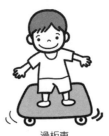

滑板車

　　此表永遠無法列出所有活動。運用你的想像力以及孩童的想像力新增
活動到此表中。39 元商店、二手商店及車庫大拍賣，都是玩具及設備的
極佳來源。隨時注意安全性的問題並確實提供督導。職能治療師可因應孩
童需求制訂客製化的計畫。更新計畫內容，也可作為支持新學習的常規基
礎。

　　監測設備的磨損情形，並盡情享樂吧。

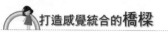
學校及兒童照護設施的環境調整 ●●●

(一) 居家及學校間的溝通

PDD 孩童往往渴求一致性和規律性。如果同時在學校及家中練習，可更快速學習與類化技巧。方法的一致性取決於良好的溝通。許多學校及兒童照護中心透過居家及學校間的聯絡簿進行溝通。父母極為依賴聯絡簿取得孩童白天的表現回饋，尤其是如果孩童的溝通技巧仍在發展中。此溝通表會列出居家及學校間應互相共享的重點，以嘉惠孩童。

創造力是為 PDD 孩童改造學校及兒童照護中心時，最為重要的工具。我們時常必須跨越教師、兒童照護工作者、治療師的傳統角色，以因應 PDD 孩童的需求。運用能力、興趣甚至是固著行為，因應有困難的領域。請記住，我們必須改變環境及我們的策略，因為孩童可能無法調整本身的行為去適應學校環境。

每位 PDD 孩童均有其獨特的能力及障礙；在建立計畫時，請考量個別孩童，而非診斷標籤。融入策略與環境改造，可長期促進 PDD 孩童的獨立性與功能。

本章節有許多策略可供使用。如果你嘗試某種策略且發現並無幫助，請不要放棄。與你的同事及團隊成員一起解決問題；或許你需要以不同的方式、在不同的時間點嘗試策略，或者你可能需要使用新策略。有些孩童似乎可知道你正試圖瞭解他們，且他們會有耐心地等你「學習訣竅」。

「固定」（fixation）——我們常會將固定視為問題，但它就像是周圍帶有白光的烏雲（喻有撥雲見日之意），它們可以是你計畫中偉大的資產。固定可作為激勵物使用，且激勵物可提升平靜感並增加專注力。在每天的作息中安排固定，或使用固定來教導概念，將會十分有幫助。

> 艾恩喜愛火車，他會一再排列火車並觀看輪子的轉動。他的老師
> 在各個車廂畫上字母，並藉由排列車廂教導艾恩拼簡短的字彙。
> 艾恩相當興奮，因為他能夠參與最喜愛的活動，且他的老師對於
> 艾恩能夠輕易就學習到字彙概念，亦感到相當興奮。

PDD 孩童可能難以處理同時源自於多種感覺通道的訊息。眼神接觸對於 PDD 孩童而言可能尤為困難。「聽我說」比起「看著我」可能是更有幫助的方法。請記住，意義最容易與視覺及觸覺輸入連結。功能性策略是最有效率的，因為相當具體。PDD 孩童可能無法輕易瞭解抽象的技巧。例如，在他們用得到的記事板上面練習寫字，而非在印刷的紙本簿子上練習。

　　錄音機並無法同時錄製與播放聲音，有些孩童亦有相同的困難；他們在學校中需要耗費許多時間處理接收到的感覺訊息，並轉換為表達知識的輸出頻道（channel）。居家與學校間的良好溝通將可改善「頻道」轉換間的延滯問題。每天使用聯絡簿且盡可能加強口頭溝通（即使是透過錄製的語音信息也可以）。學校及兒童照護設施可提供大量的感覺輸入；不過，此輸入對 PDD 孩童可能極具壓力。

學校及兒童照護中心的感覺策略

- ❏ 請記住，視覺訊息往往比口語訊息更具組織性。
- ❏ 減低視覺上的雜亂。
- ❏ 定義物理空間——孩童的座位在哪裡？門在哪裡？剪刀在哪裡？（將物品放在固定的地方，促進在學校活動中的獨立性。）
- ❏ 在一整天中安排感覺活動，使孩童的神經系統可維持在平靜的狀態（感覺餐）。
- ❏ 允許自我撫慰的行為。
- ❏ 融入具功能性的自我撫慰行為。
- ❏ 研究在學校生活中使用重量背心、帽子及腕帶。
- ❏ 在孩童的作息中安排自由活動時間（movement break）。
- ❏ 留意感覺處理；如果有困難，一次經由一種感覺通道提供輸入。
- ❏ 時常需要轉換吸收資訊及表達新學習的能力。
- ❏ 判定活動的重心；是感覺需求還是發展動作技巧？
- ❏ 和孩童說話時，使用平靜、一致、誠懇的音調。
- ❏ 使用以顏色編碼的活頁封面，協助按順序完成工作。

□ 使用最優勢的感覺系統教導新的活動。

□ 使用物理性的提示展開某動作（譯註：肢協提示）。

□ 移除嘈雜、不可預期的噪音（例如：擴音系統），或在開啟擴音系統前，先警告孩童。

□ 使用口腔動作策略建立注意力與平靜感。

□ 常提供孩童動作休息時間。

□ 搭配帳篷或枕頭提供安靜角，讓孩童前往、放鬆並重新維持注意力。

□ 維持日間照護／學校設施之規則的一致性。

□ 提供搖搖椅供院生平靜。

□ 用大紙箱當作一個「辦公室」，亦即供作可安靜工作的地方。

一般策略

□ 使用溝通輔具及視覺策略，使孩童瞭解要求的事及當天欲進行的活動。

□ 盡可能將新的學習具體化。

□ 請記住，如果孩童能夠理解，將可更容易學習該活動。

□ 使用塑膠製的時間表。

□ 使用排序板（如圖）。

□ 使用活動檢核表。

□ 提供充裕的時間因應變動。

□ 使用幽默感，這對所有人皆具有神奇的效果。

□ 使用計時器發出活動結束的訊號。

□ 學習在家中成功施行的策略，並運用到學校中。

□ 使用激勵物提升注意力與專注力。

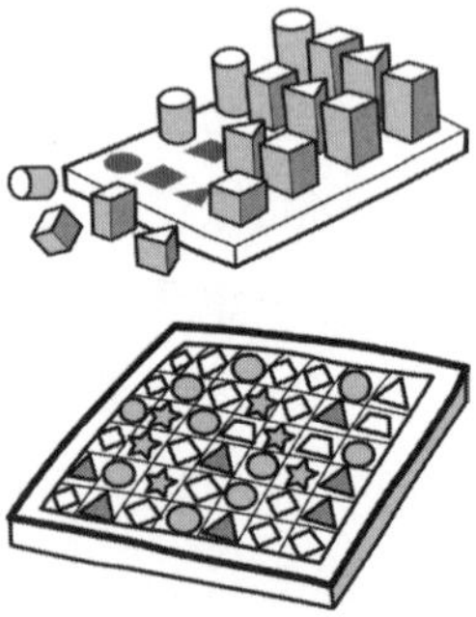

排序板

□ 在日間照護或學校設施中提供孩童某些控制感；允許做選擇。

□ 盡可能維持環境、作息及口語指令的一致性。

□ 每天在老師、父母、治療師及其他照顧者間進行溝通——包括口語溝通及書面溝通。

(二) 物理空間

感覺策略

❏ 將孩童安排在具有良好視野及聽野的地方,促進學習效果。

❏ 如果孩童對觸覺感到不適,請將座位安排在較不擁擠的地方,盡量讓他背部倚著牆壁並面向教室。

❏ 如果對光線過度敏感,請勿將孩童的座位安排在窗戶附近。

❏ 鼓勵對光線敏感的孩童戴上遮陽帽或太陽眼鏡。

❏ 如果孩童對於雙腳未接觸到地面感到不適,調降椅子的高度讓雙腳可以觸及地面,或在雙腳下方放置一張小凳子。

❏ 如果孩童時常從座椅上滑下,試著在椅面上以及書本放置處的底下使用止滑橡膠墊。

❏ 如果坐姿有問題,提供動作休息時間、T 形凳、大球或凝膠墊讓他坐在其上。

❏ 鼓勵孩童雙腳交叉在前方而非往後張開(譯註:所謂的 w-sitting 雙腳打開往後)的坐姿。

❏ 在教室中提供安全的「藏匿」處所。

❏ 允許孩童在他們感到最舒適的地方完成其作業。

❏ 整隊時,鼓勵處理觸覺有困難的孩童,站在隊伍前方或後方。

❏ 如果孩童喜歡咀嚼物品,可使用口腔動作活動(例如:飲料吸管、口琴、吹泡泡玩具等)。

一般策略

❏ 在地板上使用視覺線索,協助引導孩童完成特定的活動或前往特定的處所。

(三) 圍成一圈坐下

感覺策略

❏ 試著使用豆袋椅或柔軟的椅子,支撐大部分的身體表面。

❏ 使用方形地毯,標出孩童的位置。

❑ 如果需要，圍成一圈時找椅子坐下。

❑ 留意源自於同學的觸覺回饋。

❑ 在這段時間內安排特殊的玩具（例如：可變形玩具、振動玩具或其他喜愛的玩具）。

❑ 在坐下前與坐下後，經由鼓勵動作協助維持注意力，提供本體覺、運動覺及前庭覺輸入（例如：Move'n Sit 坐墊、T 形凳、大球）。

❑ 從背後及脖子後面搔癢，維持注意力。

一般策略

❑ 保持活動的成功；如果孩童可圍著圓圈坐下二十秒，以此作為基期，並由此開始逐漸延長時間——試著維持正向結果。

❑ 嘗試繞著圓圈簡短地散步，然後再次入座。

❑ 試著以音樂吸引注意力及專注力。

❑ 讓孩童坐在老師旁邊，並握住欲討論的物品，有助於維持注意力。

(四) 體育／運動時間

感覺策略

❑ 使用激勵性的音樂吸引孩童。

❑ 指定安全且開放的運動空間。

❑ 如有必要，提供孩童遠離其他孩童的機會。

❑ 留意大房間的聽覺回饋（例如：學校體育館），因為孩童可能無法忍受這類聲音。

❑ 鼓勵可激發創意動作的活動，因此無論孩童如何動作，都算正確（例如：學動物走路、「一二三，木頭人」、障礙賽，都可作為好的活動起點）。

❑ 鼓勵重踏步的本體覺舞蹈，提供組織性與歡樂。

❑ 在學習特殊動作時，請將動作分解並以「一口可吃下」的大小（譯註：一次即可學會的步驟）進行教導。

❑ 重複幾次音樂增加動作記憶。

☐ 如果孩童怕高，試著穿戴重量背心、手環、帽子等。

☐ 教導大型運動的步驟（例如：教導孩童擔任足球守門員而非教導整個比賽）。

☐ 透過一般的鬥志養成方案（例如：游泳、爬樓梯、行走），建構低肌肉張力孩童的耐力。

☐ 為動作命名。

☐ 使用熟悉的動作，並逐步進行修正，讓孩童有時間解決問題。

☐ 遵循孩童的引導；每次將一部分的活動開放給孩童，觀察他們對活動的組織性。

(五) 操作性活動

感覺策略

☐ 孩童可能會咬住拼圖或活動的其他小零件——在操作性的遊戲中，試著提供適當的咀嚼玩具或管子。

☐ 孩童可能會敲擊小零件，增加聽覺回饋（或者是因為孩童不知道如何操作該玩具）——減少敲擊，教導孩童如何玩玩具或者是僅使用單手。

☐ 試著以強烈的感覺基礎進行教導；例如：試著將形狀分類盤放在沙桌上；在學習活動時使用感覺輸入維持對活動的注意力。

一般策略

☐ 提供大量正向回饋，嘗試以肢協（hand-over-hand）進行教學。

☐ 試著在進行活動時唱歌，例如可將「我們繞著桑樹叢」（Here We Go Round the Mulberry Bush）改編為各種內容。

(六) 感覺活動

這些通常是令人喜愛的活動。孩童可能會想要進入感覺箱（sensory bin）、可能會咬住東西、可能會倒在地板上或是進行丟擲，以吸引老師或其他孩童的注意——請試著判定行為背後的原因。

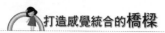
感覺策略

- 在活動前使用按摩／壓力性的觸覺，提供感覺輸入給其餘身體部位，並減低想要躺在感覺箱內的慾望。
- 在孩童使用雙手進行學習時，提供孩童咀嚼物或類似的口腔活動，維持嘴巴忙碌。
- 在進行感覺遊戲前按摩手部，讓孩童「準備好」接受感覺輸入並減少使用嘴巴。
- 在感覺箱內進行傾倒活動──轉輪、篩子、湯匙、碗、斜坡──尤其是如果孩童想要「觀察」物品的掉（滑）落。
- 在地板上放置一個塑膠碗或大碗並接住材料──適用於喜歡將物品傾倒在地板的孩童。
- 用比賽架構遊戲，且輪流進行，提供孩童注意力訓練並感覺融入遊戲中。

一般策略

- 如果孩童想要全身參與活動，使用視覺策略解釋這並非正確的遊戲方式。
- 讚揚適合活動的玩法，並時常加以稱讚。
- 與其他孩童在感覺桌模仿遊戲並引導互動。
- 讓孩童持續參與活動；唱歌、輪流傾倒。

(七) 廁所時間

感覺策略

- 等候使用廁所或洗手可能會有困難，因此試著在孩童等候時安排其他活動（例如：書籍、感覺遊戲、唱歌或可變形玩具）。
- 如廁可能會因為重力不安全感而成為具挑戰性的任務；試著使用馬桶洞口較小的嬰兒便盆或便椅，並讓雙腳穩定地「平踩」在凳子上，伸出你的雙手讓孩童扶持、讀書或唱喜歡聽的歌。
- 孩童可能會因為提供的感覺回饋而大解在尿布上；試著在坐在馬桶上

的時候，包著尿布大解（在孩童準備脫尿布時，以白色的衛生紙蓋住洞口，減少視覺察覺到的馬桶洞深度）。

❑ 如果馬桶座的溫度不舒適，試著使用有墊子的馬桶座，或使用毛巾鋪在上面並在中間挖一個洞。

❑ 躺在換尿布的平台上，可能會因為背部的感覺不適而顯得困難；試著在讓孩童躺下時用手托住頭部，或試著在孩童站立時更換尿布。

一般策略

❑ 尊重孩童的耐受度，千萬不可強迫進行活動──孩童可能會變得焦慮。

❑ 正向獎賞孩子的努力付出及嘗試。

在孩童的耐受度範圍內運作，可在老師與孩童間發展出信任關係，亦可避免增加對這些孩童似乎特別難以克服的情緒壓力。如果環境及老師均尊重孩童並表現出彈性，孩童將會放鬆、卸下防衛心並開始學習。孩童可在感覺受到保護的情境下付出精力，並迫使自己去學習。建立學習情境是環境及環境內之人士的責任。

(八) 點心時間

感覺策略

❑ 如果孩童對觸覺感到不適，請安排在邊緣的座位以減少鄰座的碰觸。

❑ 如果孩童從椅子上跌落，試著經由肩膀和頭部給予壓力性的觸覺。

❑ 試著使用姿勢抱枕提供姿勢支持。

❑ 讓孩童穿重量背心與加重手環改善不良的身體覺知功能。

❑ 先提供可用叉子叉起的食物教導孩子使用器皿，並透過肢協教導之。

❑ 提供塑膠或木頭器皿（或把手外包著塑膠的湯匙）給對冰冷、金屬器皿感到不適的孩童使用。

❑ 觸覺防禦的孩童可能無法忍受食物中超過一種以上的質感；將食物煮爛過濾提供一致的質感。

❑ 尊重孩童的溫度喜好。

❑ 提供質感相似的食物。

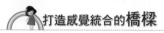
☐ 提供質感較厚重的食物給嘴巴閉合較差及舌頭動作協調障礙的孩童。

☐ 在孩童的餐盤和杯子下使用止滑材料，避免滑動。

☐ 以絕緣管製作把手。

☐ 試著使用鏡子增加臉部的視覺回饋。

☐ 教導孩童飯後使用餐巾擦拭臉部。

☐ 使用加重杯提升孩童的準確度。

☐ 提供孩童有蓋子的杯子，減少孩童練習時造成的髒亂。

☐ 視需要提供自由活動時間作為休息。

☐ 如果孩童害怕雙腳離開地面，請讓孩童坐在小桌子與小椅子或在較大的桌子下放置凳子。

☐ 如果孩童發現和其他人坐在一起會有壓力，請設置小的咖啡桌並鼓勵孩童邀請其他孩童一起享用點心。

一般策略

☐ 如果食物可引起動機，將其作為極佳的學習機會加以運用，因為將可強化注意力和專注力。

☐ 一次提供少量食物，鼓勵孩童提出需求。

☐ 鼓勵孩童獨立將杯碗帶至廚房清洗乾淨。

☐ 調整桌子和椅子的高度；視需要使用可調高低的座椅進行高度調整。

☐ 如果太過焦慮，孩童可能無法好好吃；在午餐時間確保冷靜、舒適的環境。

(九) 音樂

感覺策略

☐ 視需要提供耳機給聽覺敏感的孩童。

☐ 留意對聲音的喜好。

☐ 留意音量的變動。

☐ 在非預期或大的聲音出現前對孩童提出警告。

☐ 盡可能讓孩童有掌控感；讓他負責開關音樂。

❑ 在歌曲中提供一致性，鼓勵記憶和獨唱的能力。

❑ 留意觸覺防禦的孩童，以及在音樂教室中與他人的相對位置。

❑ 提供可變形玩具增加注意力與專注力，或提供樂器供其操作。

一般策略

❑ 如果音樂具有激勵效果，則可時常運用。

❑ 使用視覺策略促進理解力。

❑ 列出活動清單提升孩童預期未來活動的能力。

❑ 音樂具有良好的激勵效果，運用於：

- 輪流——使用類似「王老先生有塊地」的音樂。
- 眼神接觸——暫停下一段，直到孩童口頭跟上（譯註：如跟唱）或眼神接觸。
- 互動。
- 融入動作和韻律。
- 排序活動（因為歌曲的可預測性）。

(十) 精細動作活動

感覺策略

❑ 提供感覺遊戲給發展精細動作技巧的孩童。

❑ 使用握筆器與絕緣套管簡化握筆，建立書寫工具的操作能力。

❑ 對身體覺知功能不佳的孩童使用加重重量的書寫工具。

❑ 如果孩童對手部的回饋過度敏感，在進行精細動作之前按摩手部。

❑ 如果孩童無法接受手部的觸覺刺激，讓他在感覺遊戲中戴上手套。

❑ 對質地敏感的孩童，使用口紅膠而不要使用黏膠或黏劑。

❑ 如果孩童正在發展身體覺知功能，讓她穿戴重量腕帶。

❑ 穿上重量背心促進注意力及身體位置的資訊。

❑ 從肩膀加重，提升覺知能力。

❑ 提供「開始」的肢體提示。

❑ 試著使用凝膠坐墊或 T 形凳給需要動作以提升注意力的孩童。

一般策略

- ☐ 使用視覺策略排序活動。
- ☐ 考量書寫品質而非書寫量,降低書寫作業的分量。
- ☐ 使用其他方法傳達知識:錄音帶、口頭回應、多選題等。
- ☐ 提供更多時間完成作業並鼓勵自我檢查。
- ☐ 使用電腦完成文書作業。
- ☐ 提供書面的數學問題,孩童僅須填寫答案(譯註:填空)。
- ☐ 提供方格紙,讓數字可填寫在正確的位置。
- ☐ 讓孩童圈選或以畫底線的方式選擇正確答案,而不必寫出答案。
- ☐ 將大的專題拆解成「小子題」。
- ☐ 讓孩童在垂直的平面上書寫而非水平平面(例如:將紙張貼在黑板上 或使用畫架)。
- ☐ 提供印有孩童姓名的貼紙,減少需要多次書寫姓名的需求。
- ☐ 將正確答案黏貼到準備好的答案紙上,而不須書寫。
- ☐ 觀察固著行為。
- ☐ 留意認知功能的發展程度可能和書寫技巧的發展程度不一樣。
- ☐ 當孩童有困難時,試著判定是「概念」或「精細動作」的挑戰性過高
- ☐ 確認桌子及椅子的高度適當,亦即雙腳可平放地板且手肘可舒適地彎 曲九十度。

(十一) 社交

感覺策略

- ☐ 如果難以掌控接近他人,鼓勵孩童站在線的前面或後面,以減少和他 人的碰觸。
- ☐ 留意對碰觸的負向反應,因為學生可能會以侵略性的行為回應不經意 的輕觸。
- ☐ 教導其他學生警告孩童他們正要靠近他,尤其是從孩童後面接近時 (這對於會對新的感覺輸入感到恐懼的孩童尤為真實)。

❏ 如果孩童有觸覺防禦，鼓勵可提供距離的互動遊戲（例如：將球前後滾動）。

❏ 如果孩童需要壓力性的觸覺，教導以適當的方式取得（例如：推牆面，而非隨時抱著朋友）。

❏ 如果孩童正在發展平衡技巧，將她放在有「安全物」可以在平衡受到威脅時能夠抓握的地方。

❏ 教導其他學生使用視覺線索和似乎沒有聽到的孩童展開互動。

❏ 如果孩童相當敏感，請減少聲音；輕聲細語；輪流說話避免刺激過量。

❏ 教導同儕感覺策略。

❏ 教導孩童如何尊重他人的私人空間。

❏ 使用活動遊戲或感覺遊戲，鼓勵與他人互動（這可能是第一種會奏效的活動）。

❏ 教導孩童透過視覺而非僅經由觸覺蒐集相關資訊。

❏ 提供自我調節策略，讓孩童維持平靜和組織性。

一般策略

❏ 毋須要求眼神接觸，並教導學校環境中的其他人，眼神接觸對該孩童而言會很有壓力。

❏ 藉由「注意聽」而非「看著我」的說法，促進聆聽能力。

❏ 使用社會故事解釋規則和社會情境。

❏ 使用擴大溝通策略（若需要），並教導同學使用此系統進行互動。

❏ 經過架構，建立社會互動的機會；讓學生發放課本、幫忙扶住門、收郊遊費用等。

❏ 促進自我照顧的獨立性。

❏ 提供選擇，促進獨立性和互動。

❏ 示範握手及其他社交技巧給可能需要策略協助表達與接收情緒的學生。

❏ 如果孩童因為視覺掃描技巧不佳而難以找出朋友，教導孩童如何呼叫朋友的名字。

❏ 透過活動和遊戲而非口語上的互動鼓勵互動。

❏ 練習輪流——讓它變得有趣！

❏ 讓孩童練習自己收拾環境。

❏ 鼓勵孩童對活動負責，以成為家庭及班級中有貢獻的成員。

❏ 練習角色扮演、遊戲、小喜劇、玩偶遊戲，在劇本的安全範圍內建立互動能力。

❏ 教導孩童如何玩棋盤遊戲，提供結構性的環境進行社會互動。

❏ 鼓勵具結構性之社會互動的職業（例如扮成服務生：「我可以為您點餐嗎？您也想來一份炸薯條嗎？」）。

(十二) 學齡前的準備工作

更佳的自我照顧獨立性以及組織活動、參與他人的能力，可讓孩童的教育有更多的選擇。早期投注在這些領域的心血，未來將可值回票價。這些領域的獨立性可帶來掌控感，並即時控制周遭的環境，帶來更好的自尊和自信。掌控感亦可使行為更具組織性，如同更具目的性的動作，並減少挫折。

❏ 在學校環境中提供適合孩童在自我照顧之獨立性的支持。

❏ 建立有助於動作計畫障礙之孩童準備活動的可預期慣例，減輕父母居家生活的壓力。

❏ 判定孩童最佳的感覺通道，並嘗試透過這些通道進行教學。

❏ 利用孩童的興趣，並改變這些興趣以學習新的技巧。

❏ 使用動作與壓力性觸覺準備活動。

❏ 練習輪流與等候的技巧，為排隊及溝通做準備。

❏ 教導如何坐下並參與活動。

❏ 幫助孩童瞭解何種活動可提供冷靜的效果，以及如何辨識焦慮感的上升。

❏ 幫助孩童將焦慮感上升和冷靜策略做連結。

❏ 教導孩童如何告訴環境中的其他人，需要冷靜策略。

❏ 鼓勵分享和傳達情感及感謝之意（示範尊重、情感並塑造反應）。

(十三) 問題解決工作單

感覺統合功能失調的學生

感覺統合功能失調的學生時常會有破壞教室與干擾其他學生學習的行為。透過以下的問題清單,學校團隊可解決 PDD 孩童可能存在之行為的問題。請記住,每位學生的教學都是獨特的,且可使用不同的因素激勵孩童的行為。這是一份探查用的表單,答案可能不是很明顯。仔細觀察與調查確實會有所獲。鼓勵學生參與,以觀察動作計畫、感覺處理及專注於活動中的能力。修正行為的策略可強化孩童的學習及教室環境的參與度。

孩童姓名:＿＿＿＿＿＿＿＿＿＿＿＿＿＿＿＿＿＿＿＿

職能治療師:＿＿＿＿＿＿＿＿＿＿＿＿＿＿＿＿＿＿＿

觀察行為:＿＿＿＿＿＿＿＿＿＿＿＿＿＿＿＿＿＿＿＿

1. 行為的背後原因為何?

- 試著瞭解你觀察之行為的背後原因。
- 讓學生知道你正企圖瞭解,且你知道孩童努力想要獲得他人的尊重。
- 讓你的團隊成員填寫問卷,擴展你的資訊基礎。
- 在一天之中不同時間點觀察此學生及其對不同感覺刺激的反應(將疲勞、活動轉換等納入考量。譯註:如午睡時間、下課時間)。

出現非典型行為的時間為何?＿＿＿＿＿＿＿＿＿＿＿＿＿＿

＿＿＿＿＿＿＿＿＿＿＿＿＿＿＿＿＿＿＿＿＿＿＿＿＿＿

什麼有助於此學生中止出現非典型行為?＿＿＿＿＿＿＿＿

＿＿＿＿＿＿＿＿＿＿＿＿＿＿＿＿＿＿＿＿＿＿＿＿＿＿

2. 如何激勵學生的動機?

是否有學生用來讓自己維持冷靜的感覺誘因?＿＿＿＿＿＿

＿＿＿＿＿＿＿＿＿＿＿＿＿＿＿＿＿＿＿＿＿＿＿＿＿＿

是否有任何玩具、活動、主題或音樂可以激勵學生的動機?

＿＿＿＿＿＿＿＿＿＿＿＿＿＿＿＿＿＿＿＿＿＿＿＿＿＿

＿＿＿＿＿＿＿＿＿＿＿＿＿＿＿＿＿＿＿＿＿＿＿＿＿＿

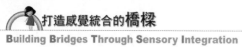
3. 是否可改變行為……

好讓行為能在教室情境中被接受？ _____

以便符合孩童的需求？ _____

_____

_____

4. 是否可因應學生的需求改變作息和（或）環境？

是否可將需要較多組織性和專注力的活動安排在一天的開始？ _____

_____

_____

老師是否有安靜的時間可提供學生更多的個別注意力？ _____

_____

_____

是否可減少防衛性的感覺刺激，並增加組織性的感覺刺激？ _____

_____

_____

是否可在孩童的作息中安排具冷靜效果的感覺刺激以促進平靜（感覺
餐）？ _____

_____

_____

5. 結構性與規律性是否可促進學生預測即將到來之事件的能力？

溝通輔具是否可成為學生組織的一部分，促進對事件的瞭解並提供掌
控感？ _____

_____

_____

6. 是否可改變感覺刺激的知覺？

是否可穿戴重量背心、耳塞或娥蘭鏡片（譯註：一種有色鏡片）？

_____

_____

是否可融入口語或視覺策略？方式為何？_____

_____

_____

7. 如何促進學校團隊、家庭、社區機構間的溝通，以確保一致性的策略使用
   與跨環境的瞭解？

_____

_____

8. 其他策略

_____

_____

_____

_____

_____

_____

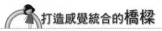
家庭與學校間的溝通 ●●●

　　PDD 孩童時常渴求一致性與規律性。如果可同時在家中和學校練習，將可更快習得技巧並進行類化。策略的一致性取決於良好的溝通。許多學校及孩童照護中心均有為家庭及學校設計的聯絡簿表單。

　　家長需要這本簿子取得孩童白天的表現回饋，尤其是如果孩童的溝通技巧仍在發展之中。溝通單應列出家庭與學校間需要溝通的重點，以嘉惠孩童。146 頁的溝通單可讓你在每行列出活動，並將各活動的資訊註記在欄位中。

活動

　　此部分請寫下孩童參與的活動名稱。

活動目標

　　從事此活動的背後目的為何？一些建議包括社會化、學習日常活動的獨立性、認知技巧、精細動作技巧、粗大動作技巧、語言、溝通、音樂、輪流等。

孩童表現

　　孩童的活動表現如何？請具體描述表現，以便在日後的學校生活中測量之（並與當時做比較）。孩童的獨立性如何？是否喜歡該活動？參與該活動多久的時間？

策略

　　是否修正該活動？是否改造環境，方式為何？是否使用任何視覺策略，使用何種策略，使用方式為何？是否使用任何聽覺策略，使用何種策略，使用方式為何？是否需任何策略代償動作計畫障礙，需用何種策略，使用方式為何？

家庭／學校計畫

家庭計畫：可在家中練習何種活動以強化孩童的理解力與活動中的獨立性？

學校計畫：在學校應再次練習哪些活動，以支持在家中完成的新學習？

家庭與學校間的溝通單

活動	活動目標	孩童表現	策略	家庭計畫

在教室中維持平靜 ●●●

我們需要提供能讓感覺統合障礙孩童維持平靜、準備進行學習的環境。如果孩童看似焦慮，有一些介入已證實可帶來成功（Groden, 1994）。透過「試誤」（trial and error）觀察到許多能夠明顯降低焦慮感的策略（如果出現焦慮行為，將無法進行學習）。

焦慮會以許多形式出現，可能會看似眼神移開、拍手、咬、增加觸覺防禦（對觸碰出現負向反應），或其他不尋常的動作行為。時常需要運用冷靜策略和（或）離開感覺負荷過量的環境。

可變形玩具籃（Fidget Baskets）——尋找小型、安靜的玩具（不會干擾其他孩童的玩具）

- 傻瓜黏土（Silly Putty®，自製方式請見第 8 章）。
- 壓力球（Theraband® 有出產理想的紅色小球，折扣商店通常有販售柔軟小球或玩具動物）。
- 麵粉氣球（自製方式請見第 9 章）。
- 可變形袋裝玩具（更多點子請見第 9 章）。

穿戴的物品——提供冷靜、深壓觸覺

- 重量背心（自製方式請見第 9 章）。
- 重量膝桌或膝蛇巾（自製方式請見第 9 章）。
- 彈性鬆緊手環（自製方式請見第 9 章）。

教室設備

- 有坐墊的椅子。
- 在椅腳包覆彈性腳套（孩童可踢腳套尋求本體覺輸入）。
- 可替換的地板時間坐椅（例如：水枕、豆袋椅、洗衣籃、固定在內胎或輪胎內的球、搖椅、搖搖板）。
- 水壺或其他口腔玩具的使用機會。

活動／作息變更

- 提供額外的移動機會。

- 更常動手「做」而非傾耳「聽」。
- 以非懲罰性的方式安排學生離開教室（例如：老師事先安排教師辦公室接受孩童隨時幫忙將信件或公文送過去；讓孩童感覺可幫助別人，提供具冷靜效果的動作，並允許暫時離開可能帶來感覺負荷過量的嘈雜教室）。
- 放鬆策略。

感覺餐的建議活動

CHAPTER

8

本章含有許多的多重感官活動，可在遊戲中提供觸覺、前庭覺及本體覺輸入。所有這些活動均曾極為成功地使用在 PDD 孩童身上。有些建議是所有孩童都喜歡玩的傳統遊戲，而其他建議則是考量他們在理解力、感覺統合、動作計畫、動機及注意力方面的可能問題後，專門針對 PDD 孩童所研發。

我們致力於提供簡單、費用低廉的活動點子，並試著確保父母、老師及日間照護工作人員的可行性。可在環境中提供結構性和規律性的活動，是最能夠被成功執行的建議。本章將活動建議整理為以下部分：

1. 觸覺活動

- 一般的觸覺活動。
- 學習用手指感覺。
- 觸覺遊戲處方。
- 前庭覺活動。
- 本體覺活動。

2. 口腔動作（嘴巴）活動

- 學習用吸管喝水。
- 學習吹氣。
- 學習咀嚼。
- 讓嘴巴保持忙碌。
- 學習保持下巴乾燥。

3. 精細動作活動

- 有趣的可食用精細動作遊戲。
- 可食麵團。
- 自製傻瓜黏土。

4. 粗大動作活動

- 游泳遊戲。
- 後院及迷你跳床遊戲。
- 粗大動作活動的視覺策略。
  使用食品或感覺材料時，請考量可能引發的過敏問題。

觸覺活動 ●●●

(一) 一般活動

　　觸覺活動在感覺餐或精細動作技巧建構計畫中，是個相當重要的部分。使用觸覺活動，亦可促進手部及手指頭的覺知能力、精細動作計畫和注意力的發展。

- **刷**——各式刷子、用肥皂蠟筆或粉筆在身上畫圖，並用多種材質進行擦拭。
- **馬殺雞／背部按摩**——各種乳液、粉末。
- **觸覺探險豆**——玉米片、燕麥片、水、沙、扁豆。
- **尋寶**——將小東西藏在培樂多黏土（Play-Doh®）或觸覺豆內，用手指頭將其找出（不可偷看！）。
- **培樂多黏土**——請參閱後文「可食麵團」及「自製傻瓜黏土」。
- **繪畫**——在戶外用水塗鴉、在浴缸內使用滾刷、肥皂蠟筆。
- **沐浴時間**——泡泡浴、蠟筆肥皂、背部清潔刷。
- **泡沫皂或刮鬍膏**——作畫、吹。
- **可食用塗料**——在托盤上使用布丁、優格或蘋果醬作畫，將紙張覆蓋其上進行「複印」。
- **感覺包、箱或書**——蒐集小物品與不同的材質進行配對與分類（如圖）。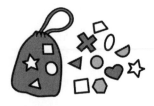
- **廚房時間**——調製、品嘗、嗅聞、清洗。
- **寵物**——修飾、撫摸。

- **堡壘／躲藏**──枕頭、圍巾、毯子及手電筒。
- **裝扮**──整理一箱手套、鞋子、帽子、圍巾。
- **化妝**──臉部與身體塗鴉、刺青貼紙或貼紙。
- **蒙眼遊戲**──「釘上驢尾巴」（Pin the Tail on the Donkey，譯註：參加遊戲的小孩必須蒙上雙眼轉圈，感到暈眩後，他要開始找掛在牆上的一隻紙做的驢子，為其釘上尾巴）、捉迷藏（Blind Man's Bluff，譯註：蒙住一人雙眼，其他小朋友繞著他唱歌轉圈，歌聲停止時猜出誰停在他的面前。（注意，此種遊戲可能會嚇到某些孩童！）
- **感覺之路**──小地毯、沐浴墊、橡膠墊、睡袋。
- **黏貼遊戲**──膠帶、黏膠塑膠布（contact paper，譯註：勞作用膠布）。

(二) 學習用手指感覺

觸覺是手部及手指操縱物品所必須具備的感覺。三歲大的孩童通常可經由感覺辨識熟悉的物品，而不需要視覺輔助，即可知道手指頭觸摸到的東西以及受傷的部位。諸如扣鈕釦等活動所必須具備之精確手指動作的能力，取決於鈕釦在指尖位置的回饋。因此，大部分觸覺辨識不良的孩童，在許多精細動作活動上會有困難。

有些感覺統合功能失調的孩童會持續碰觸並操縱物品。他們可能會咬住物品卻未察覺（Fisher et al., 1991）。這些孩童可能會尋求額外的觸覺輸入，因為他們對於觸覺感覺的反應不足。

請勿對有觸覺防禦的孩童使用輕觸覺活動。有些孩童喜歡輕觸覺，但即使並無觸覺防禦的問題，有些孩童仍會感到失序且極具壓力。如果孩童抗拒或未積極參與活動，則予以停止活動。

要謹記，在提供觸覺活動時，請以穩固的壓力覺或本體覺輸入搭配可能會引起不適的活動，以增加觸覺的回饋。

- **觸覺探險豆**──使用大型塑膠豆或淺水池，將其填滿各種材質的物品。如果孩童會將物品放入口中，可使用水、燕麥片、玉米片、Jell-O®（譯註：一種果凍的品牌）或布丁。大小孩會喜歡傾倒和篩濾沙、米、扁豆或豆子。

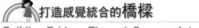
- **擊掌**（迅速、大聲地用單手和他人互拍）——在表現良好時用這種方式給予讚揚（亦可作為社會互動使用，諸如歡迎、再見等）。

- **手堆塔**——讓孩童掌心朝下，將你的手覆蓋其上，再讓孩童的另一隻手覆蓋其上，然後再蓋上你的另一隻手，接著向孩童示範如何快速將最底下的手迅速抽離。重複幾遍！

- **「一個馬鈴薯、兩個馬鈴薯」**（One Potato, Two Potato）——讓孩童握拳，嘗試進行傳統的敲擊遊戲。

- **質感書**——大部分 PDD 孩童均對書本極感興趣，故可將此種興趣與感覺辨識活動相結合。觸覺書的製作方式很簡單，可蒐集對比材質的樣品。幼童最喜愛的書籍就是《王老先生》（*Old McDonald*，又譯《歡樂農場》）。在每一頁剪出不同布料的動物形狀，且必須在後續頁面交替不同的感覺（例如：粗糙然後平滑、堅硬然後柔軟等）。使用堅硬的硬紙板，並用彩色膠水黏貼布料邊緣。將頁面打洞並用大型環釦將其扣在一起。

  頁面的材質範例可能包括：

豬	粗麻布
小雞	羽毛
馬	仿麂皮織物
貓	砂紙
牛	有斑塊的感覺
鴨	毛圈織物與絲織物（作為水塘）
鵝	羽毛
草、太陽等	天鵝絨、網、塑膠、帆布

  大小孩喜歡附有標籤說明的質地書（例如：砂紙摸起來粗粗的等等）。

- **猜謎遊戲**——由大人使用不同質地摩擦孩童的手指，並讓孩童猜測觸及的手指或質地為何。

- **唱歌**——請參考坊間學齡前資源手冊中的歌曲和活動。在唱歌的時候，呈現不同的觸覺玩具，諸如振動飛蟲、絲瓜海綿、各式浴刷、雞毛撢子等。

- **手指拉拔**──成人可藉由穩固地抓握每位孩童的手指，提供觸覺輸入。一邊歌唱著「一根指頭、兩根指頭、三根指頭」或是「大拇指在哪裡？」會有不錯的效果。大小孩可以學習自己玩這種遊戲。
- **黏指**──將上下面反轉的勞作用膠布或雙面地毯膠帶固定在平面上，孩童喜歡將雙手（及雙腳）放置其上。幼童可能喜歡將遮蓋膠帶貼在他們身上可以輕易撕除的部位。
- **觸覺包**──將小片織品及小玩具放入密合的袋子中。有些孩童喜歡伸手到袋子中選取物品的驚喜感。其他觸覺敏感較嚴重的孩童，可能需要同時用眼睛觀察自己觸摸到的物品。

(三) 觸覺遊戲處方

引介這些活動時，孩童可能對某些觸覺輸入具有強烈的反應。如果孩童並不喜歡某材料的感覺，則活動將不具激勵性或意義性。有時候，調整溫度或濕度即可改善孩童的耐受度。如果證實手指有逃避感覺刺激的行為，你也可提供諸如箝子、湯匙及鏟子等工具。如果這些調整均未能使活動符合孩童的耐受度範圍，則只要鼓勵她用眼睛觀察即可。新的物質至少須嘗試十五次以上。目標是要增加更廣的物質範圍或「拓寬感覺視窗」（Wilbarger, 1998）。

下述活動並不適合會將任何東西放入嘴巴咬的孩童。請參考「可食麵團」和「可食用精細動作遊戲」的內容調整因應。

臭黏土

加入 2 杯麵粉與 1/4 杯鹽、1 包 Kool-Aid®（譯註：葡萄口味濃縮果汁）、2 茶匙塔塔粉。然後加入 1.5 大匙的油，緩慢加入 1 杯滾水進行調和。因為是燙的，可能會感到悶熱。擺著讓它冷卻、進行搓揉並視需要加入更多麵粉。裝在塑膠盒冰在冰箱冷藏將可保存數週，或是放在流通的空氣下，則可使用一週。

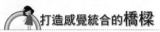
泡泡大作戰

混合 1/4 杯洗碗精和 1/2 杯水，以及 1 茶匙糖。如果需要可以加入幾滴食用色素。如果孩童較難嘟起嘴巴使用一般的泡泡棒吹出泡泡，可從泡泡管或吸管開始。

鹹麵團

混合 2 杯麵粉、1 杯鹽和 1 杯冷水（可選擇顏色的食用色素）。搓揉均勻直到形成順滑的麵團。加入更多麵粉或有顏色的水，達到想要的一致性。放在空氣中陰乾。嘗試使用壓蒜器製作大盤的「義大利麵」或怪獸的頭髮。

神奇泥漿

將玉米澱粉和少量水及食用色素混合。請不用擔心，因為它們並不會結合在一起。讓孩童開（推）玩具車穿越「泥漿」。乾了之後將其吸起。

泥漿雨

混合 1 杯麵粉與 1/4 杯糖、1/4 杯鹽，及 3/4 杯水和食用色素，放入擠壓瓶內。這是可當作名片的觸覺字母很好的材料！放一整晚讓它陰乾。

超級簡便閃亮筆

將厚重的麵團與白糖和水混合，用塗鴉粉筆沾在麵團上，然後使用在紙上。陰乾後可作為觸覺數字與字母使用（且可持續留存）。幼童可能需要協助。

刮鬍膏／泡沫皂／乳液顏料

只要簡單擠壓瓶子底部即可！可使用在鏡子、窗戶或浴缸上。

(四) 前庭覺活動

前庭覺刺激對神經系統會造成明顯的衝擊。快速的動作具有警醒的效

果，緩慢的動作具有冷靜的效果。前庭覺也有助於神經系統保持組織性和平衡。所有這些活動均必須在監督下進行！觀察負載過量徵兆。你不一定會立即看到這些反應，因為可能會隨時間累積。應在有經驗之職能治療師的督導與討論下，逐步發展感覺餐。

負向反應——留意這些可能性

- 打呵欠、打嗝、嘆氣。
- 呼吸不規律。
- 膚色變化、臉色蒼白。
- 流汗。
- 動作躁動。
- 焦慮感增加。
- 瞳孔放大。
- 睡眠／清醒週期的改變。
- 警醒度明顯改變（例如：想睡或眼花）。

    如果孩童出現困擾的徵兆，請立即停止活動並判定孩童出現此反應的原因。

前庭覺活動

- 彈跳——大球、舊床墊。
- 鞦韆——毯子、吊床、幼兒型鞦韆、遊戲場地。
- 旋轉——旋轉椅、轉盤、滑板車、輪胎鞦韆。
- 搖擺——搖搖馬、搖椅。
- 攀爬——遊戲場地攀爬架、階梯、指定的家具。
- 騎乘玩具——三輪車、腳踏車、滑板車、直排輪。
- 行走／跑步／健行／游泳。

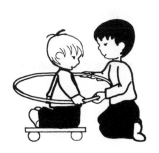

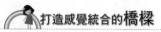

- 頭下腳上──躺在沙發、前膝上，猴子過橋遊戲、吊網。
- 打鬧／摔角遊戲／用腳盪鞦韆。
- 戶外遊戲──溜滑梯、翹翹板、雲霄飛車。
- 下課活動──跳格子、接球、足球、曲棍球、捉迷藏等。
- 冷靜效果的前庭覺──緩慢、規律、直線的搖動或晃動；溫和、緩慢、單一方向的旋轉；溫和的彈跳；趴在肚子上從頭到腳的方向前後搖晃。

(五) 本體覺活動

　　本體覺輸入對神經系統具有強大的冷靜效果及組織效果。需要注意的事項並不多，因為此種感覺很少會帶來壓力。將這些活動融入有感覺防禦問題之孩童的感覺餐內，是很重要的。這些活動有助於抑制或預防對感覺刺激的不適反應。

- 爬樓梯／溜滑梯──碰撞屁股底部。
- 慢行──小狗爬通過隧道或紙箱。
- 拔河遊戲──使用繩子、圍巾、橡皮筋帶。
- 打鬧遊戲──玩摔角。
- 拉／推──加重運貨車、獨輪手推車或二輪手拉車（加重重量）。
- 接／投──加重球、豆袋、墊子。
- 踢──足球、大球。
- 攜帶重物──雜貨、箱子、書籍。
- 游泳／延長沐浴時間。
- 大球活動。
- 滑板車活動。
- 學動物走路。
- 手推車走路。
- 分開有阻力性的玩具／物品──樂高積木、可咬合的珠鏈、有彈性的玩具。

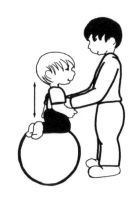

- 敲擊／滾動——培樂多／黏土。
- 捶擊——拳擊袋或繩球。
- 夾在枕頭間。
- 伸展肢體。
- 關節擠壓。
- 負重的經驗——伏地挺身、仰臥起坐、單手撐地、拔河、跳躍。
- 擊球——使用塑膠球棒。
- 鞦韆——由他人拉著雙腿。
- 懸吊——抓住大人的雙手或吊桿。
- 攪拌——調製麵糊、布丁等。
- 推——雙手一起推牆、兩人雙手交疊互推。
- 振動。
- 粗大動作活動——背背包健行、腳踏車登山、障礙接力、伸展與美體運動。
- 按摩。
- 咬、咀嚼和咬碎——阻力性的食物或管子。
- 穿戴重量背心。

口腔動作 ●●●

(一) 學習用吸管喝水

使用吸管喝水的能力，在我們的社會文化中極為重要。對大多數家庭而言，隨時隨地能將果汁盒丟在媽咪包是相當方便且乾淨的。吸吮也是一種具有冷靜效果及組織性的活動，需要閉起雙唇、唇部的張力以及維持下巴穩定的能力。吸吮也會使用到臉頰的肌肉、幫助呼吸並促進良好的姿勢。如果孩童一開始有使用吸管上的困難，先嘗試孩童喜愛的果汁口味。

你可以視需要調整吸管（直徑較寬的吸管較堅硬，諸如飲料吸管）。首先將吸管插入液體中，將你的手指放在吸管末端，然後將吸管放入孩童

口中。等待或協助孩童閉起雙唇，然後鬆開手指讓飲料進入口中。一旦孩童知道可口的飲料是從吸管出來後，將其放入飲料盒（譯註：鋁箔包），並輕輕擠壓讓少量液體往上進入吸管並讓孩童喝下。持續輕輕擠壓，然後逐漸減少提供的協助。

如果孩童不喜歡任何盒裝果汁的口味，則須稍加費心尋找附有吸管且可擠壓的塑膠容器（運動水壺或 Rubbermaid® 樂柏美保溫瓶）。且可能需要將吸管剪短。擠壓瓶身進行測試，讓液體可容易往上進入吸管。

請記住，改變是困難的，且許多孩童會抗拒任何新的點子。在判定孩童尚未準備好使用吸管前，至少連續兩週每天呈現數次吸管給孩童！

試用不同寬度的吸管促進孩童的吸吮能力（例如：捲曲的吸管）、使用濃度較高的材質（例如：混合蘋果醬的蘋果汁、奶昔、較稀的優格或冰沙）。試著吸吮固體 Jell-O 果凍、水果的果肉、Popsicles® 冰棒或用湯匙喝湯。

- 口琴等——某些利用空氣流動的口哨玩具，讓孩童練習轉換這兩種口腔動作並當個樂隊指揮！
- 玩「吸塵器」遊戲——用吸管吸起一片輕薄的彩麗皮（craft foam，大小約為 1"×1"），並將其移至淺盤中。然後「起風」將其吹走。

你可以教導孩童「大口深呼吸」促進孩童的技巧（有利於放鬆訓練）。用吸管末端撿起 M&M's® 或 Smarties® 聰明豆（如圖，譯註：請在監督下進行並注意安全）。挑戰孩童在二十秒內用吸管撿起並移動至盤子內——然後將它們吃掉！

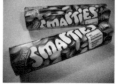

聰明豆

(二) 學習吹氣

吹氣可促進嘴唇閉合、呼吸、說話時的呼吸、下巴穩定度及動作的分級。並有助於舌頭、臉頰、下巴及唇部的肌肉發展以及感覺動作系統的組織。請孩童大口、緩慢的呼吸。

- 吹泡泡——在浴缸中使用各種可製造泡泡的棒子及玩具，很多都有不同形式的吹嘴而需要不同的嘴巴位置。無法使用一般「泡泡棒」的孩童，可以使用泡泡管或泡泡吹管，因為可提供唇部較多的支持。
- 吹氣玩具——會發出聲響的玩具、派對角笛、紙風車等。
- Ping-Pong® 桌上型曲棍球——（想要運動的孩童會非常喜歡。有時可加入亮彩的乒乓球或新奇的物品，讓遊戲更有趣。）在桌上設置障礙物，例如書本，以標記「邊界」，並避免球掉出去。可舉辦競賽，看誰能夠將球超出對手的桌子底線。
- 教導孩童經由吸管在液體內吹泡泡。（接著必須教導這是不禮貌的！）
- 提供口琴並教導交替吸氣／吹氣，以發出不同的聲音。
- 提供哨子（最好在室外進行）。
- 將羽毛（取自枕頭、鳥或手工藝商品店）放在孩童手中，然後將其吹掉。如果過於困難，試著使用派對的「吹管與球」玩具（如圖）。有時候羽毛比球簡單，因為比較輕而僅需較少量的空氣；再逐漸使用較重的物品，如乒乓球、棉球等。

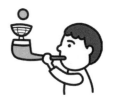
吹管與球

- 讓孩童從各種方向吹滅蠟燭。如果孩童不太會嘟嘴，用手按住臉頰並將雙唇擠在一起嘟起嘴巴，然後讓孩童用力吹氣將蠟燭熄滅。逐漸增加距離與蠟燭數量。

(三) 學習咀嚼

　　許多 PDD 孩童嘴巴的感覺知覺不佳和（或）低肌肉張力，兩者均會造成咀嚼食物上的困難。他們可能會不喜歡某些食物的感覺，因此不會成為好的「咀嚼者」。如果孩童處在舒適且具安全感的姿勢下，則所有口腔活動均可較容易成功。請確認孩童的雙腳均獲得支撐（譯註：如需要可提供凳子），且桌子的高度相當於手肘的位置。

- 可在孩童用餐前使用幾分鐘的小型電池供電振動器／按摩器，建立臉頰及舌頭的肌肉張力（如果孩童在這些部位出現低張力的情形）。

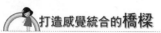
- 替孩子刷牙時，刷舌頭的側面，如此有助於讓舌頭做出更多咀嚼所必需的側向動作。電動牙刷可作為另一種刷舌頭的方式。
- 藉由牙刷提供臉頰內面大量感覺刺激，或是將手指推向臉頰內側（譯註：請戴乳膠手套）。
- 咀嚼需要舌頭與臉頰的共同合作。不良的舌頭協調度常常是由臉頰動作不足所引起。
- 「咀嚼條」（chew stick）是一種末端浸泡柳橙汁、葡萄汁等孩童喜歡的口味的冰棒棍。孩童會咀嚼末端以吸取喜歡的味道。
- 「咀嚼珍寶」（chew treasure）是以附有強韌繩子的方形紗布捆繞起來的一把甜美的物品。濕潤紗布，將「珍寶」放在孩童的臼齒上，請她咬住品嘗「珍寶」。偏愛的味道為果汁類的食品（柳橙、蘋果、焦糖條、芝心起司）等。如此將有助於讓食物停留在需要咀嚼的臼齒上，並預防食物往後掉至舌頭中間。可能需要將咀嚼條和咀嚼珍寶放入嘴巴內並被動協助移動下巴，直到開始自己動作為止（Morris & Klein, 1987）。

(四) 讓嘴巴保持忙碌

為何要讓嘴巴保持忙碌？Williams 與 Schellenberger（1994）在他的書籍《你的引擎效率如何？——自我調節警醒方案領導指引》中，認為口腔動作輸入是組織神經系統所必需。Oetter、Richter 與 Frick（1993）在他們的書《更多一些：整合口腔和感覺及姿勢功能》（*M.O.R.E.: Integration the Mouth with Sensory and Postural Functions*）中，強調口腔動作刺激對調節注意力和情緒的重要性。這些出版品都是極佳的參考資源。

- 請見前文中促進吹氣、吸吮和咀嚼的活動。
- 用牙刷、NUK® 牙刷（由嘉寶公司製造的軟毛牙刷）、符合你手指尺寸的乳牙刷（infadent）、海棉棒（toothette）、毛巾等刷牙。
- 舔冰淇淋、冰棒、棒棒糖、貼紙或郵票（譯註：不建議）。
- **甜食**一般具有冷靜效果（無糖糖果、甘草）。
- **酸**的味道較具警醒效果（酸的糖果、冰棒、檸檬水）。

- 辣、苦的食物最具警醒效果（塔可醬、肉桂夾心）。
- 冷凍或冰冷的食物具有警醒效果（冷凍葡萄、冰塊、冰棒）。
- 振動是具有警醒效果與組織性的輸入；使用電動牙刷、振動牙齒的玩具或小型的電池按摩器。

(五) 學習保持下巴乾燥

　　PDD 孩童時常會有濕下巴（或流口水）的疑慮。過量的口水可能會干擾孩童與社會行為。PDD 孩童可能會因為感覺處理問題而流口水。如果孩童持續以嘴巴呼吸且長期張開嘴巴，可能會無法緊閉雙唇，如此會降低將液體吸吮至舌頭時產生適當負壓的能力。有呼吸問題、上呼吸道過敏或鼻竇問題的孩童時常會張開嘴巴，因此應處理這些問題。

　　其他和感覺有關的成因包括：

- 嘴巴的敏感度下降及後續的吞嚥反射延遲（如果孩童無法感覺口水的溢滿，將無法掌握吞嚥的訊息）。
- 濕與乾的觸覺感覺下降。許多流口水的孩童缺乏此種感覺區辨能力，因為他們的臉頰或雙唇隨時都是濕的。如果我們能夠盡量保持孩童臉頰和雙唇是乾的，當濕掉的時候孩童才可以開始注意到，因為現在已可作為對照比較；並開始自己將濕的臉頰擦乾。

　　這裡有一些活動有助於發展乾的臉頰：

- 如果家庭成員、老師或介入人員願意，請試著維持孩童臉頰乾燥至少兩週。隨時備妥乾毛巾、網球護腕或棉質大手帕，使用力道穩固的輕拍而非擦拭的方式吸乾口水。一開始你可能需要非常頻繁地檢查，然後在孩童警醒度增加時拉大檢查的間距。
- 指向乾的臉頰，並加註「濕」和「乾」的字眼。指向乾的地方，讓孩子透過鏡子觀察自己的臉部。
- 在玩偶或娃娃的假裝遊戲中增強「濕」和「乾」的概念。
- 使用口頭或視覺線索提升孩童對濕的警覺性。可例行性地訓練孩童監測自己的臉頰，並嚥下口中滿溢的口水。可使用網球護腕（一邊一

個）擦拭臉頰，亦可作為想到吞嚥的視覺提示物。在孩童臉頰變濕的時候，例行地使用詞彙或圖卡引導孩童用手擦拭並吞口水：「擦、擦、吞」。由大人或視覺提示卡發出預先安排好的擦拭訊息，或許也會有效。

- 如果孩童的吞嚥順序缺乏效率，練習將少量液體噴入嘴內側邊。依孩童年齡告訴孩童你是在餵寶貝喝水的大象媽媽或其他有趣的故事，使用果汁盒、噴水玩具或注射針筒作為大象的鼻子。噴、吞、噴、吞，讓她有機會輪流噴水。

精細動作活動 ●●●

許多 PDD 孩童有明顯的精細動作遲緩。這些遲緩可能和感覺統合障礙有關。如果出現觸覺防禦，孩童也會逃避所有需要用手指練習的活動，並因而造成遲緩。以下為最受歡迎的精細動作活動清單。

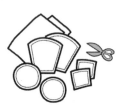

裁縫卡片

- 噴水瓶和水槍──發展手部的技巧面。
- 鉗子──發展使用剪刀前的技巧。
- 擠壓玩具──玩水和空氣。
- 點眼藥器。
- 陀螺。
- 上發條的玩具。
- 雙手建構玩具──樂高得寶系列（Duplo®）、樂高、萬能工匠（Tinkertoys®）、串珠、裁縫卡片（如圖）。

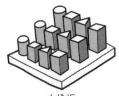

木栓板

- 烘焙──攪拌、滾動、捶打、傾倒。
- 木栓板（如圖）。
- 槌子和釘子。
- 氣泡包裝袋（如圖）──擠破。
- 卡片遊戲──交易、計數。

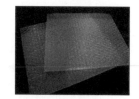

氣泡包裝袋

- 小豬撲滿內的銅板。
- 拼圖、積木。
- 換裝娃娃和人偶公仔。
- 可在點心時間打開和關閉的容器。
- 賓果著色器（如圖）、手指畫、用水在黑板上塗鴉。
- 電腦。
- 衣夾遊戲（譯註：將衣夾夾在吊繩上的遊戲）。
- 橡皮筋。

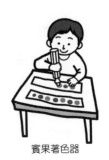

賓果著色器

(一) 有趣的可食用精細動作遊戲

　　PDD 孩童時常會抗拒「傳統」的美勞及手工藝活動，但對於「小款待饗宴」可能極感興趣。許多孩童仍使用嘴巴作為「感覺的門戶」（Morris & Klein, 1987），尤其是如果手指具有極度的觸覺防禦。這種咬食的行為具有挑戰性，但如果是能夠促進品嘗和舔食的活動，所有孩子均會相當喜歡。下述活動必須小心監督。點子的呈現一般是由最簡單的開始，並逐漸增加困難度。願你玩得開心並大快朵頤！

創造性（針對視覺動作技巧）

- 粉末的力量——輕輕將麵粉、糖果店的糖果、可可亞、果凍粉或 Kool-Aid 果汁粉撒在餅乾盤或檯子上。向孩童示範如何畫出「馬路」或火車軌道。
- 布丁塗鴉——讓孩童幫助你製作布丁或購買預先製好的布丁。使用紙盤進行手指畫（如果使用紙張，在你展示圖畫前須花些時間讓其乾燥）。如果你可以忍受，讓孩童舔手指可提供大量口腔動作經驗！（牛奶糖漿乾了以後會閃閃發亮。）
- 果汁塗鴉塊——將顏色鮮明的果汁冰凍成冰塊（例如：葡萄、柳橙、蔓越莓）。用冰塊在白紙上作畫，並將剩餘的加入冰飲中吧！
- 神奇牛奶塗鴉——打開加糖的濃縮煉乳並倒入鬆餅模型中。加入幾滴食物色素，並使用 Q-tips®（譯註：一種棉花棒）進行塗鴉。

雙手活動（兩側協調、手指靈巧度）

- 麥穀項鍊——將 O 型麥穀（Fruit Loops®）穿入毛根。「串一個、吃一個」可激勵動機！之後進展到串在甘草（licorice string）上，然後串在義大利麵條或絨絲帶上（手工藝店可取得）。

- 開罐技巧——蒐集小型透明的塑膠瓶罐及容器。裝入小的麥穀或葡萄乾，請孩童打開瓶罐取得裡面的點心！按壓的蓋子是最容易的。之後再練習旋轉的瓶蓋，且通常會使用慣用手進行，另一手是「助理」（或固定手）。視需要提供肢協，並逐步移除協助。

- 學習「切開」——使用塑膠的野餐刀、木製壓舌板或冰棒棍作為「刀子」，短握把的兒童用刀也很適合。大片的米果或薄餅比餅乾或麵包更難切割。

- 瘋狂棉花糖——蒐集牙籤與不同大小的棉花糖，將牙籤插入棉花糖做成插滿針的創作物。你可做出主題式的生物、雪人或車輛。

(二) 可食麵團

當我們開始培樂多黏土活動時，許多孩童仍會使用嘴巴作為「感覺門戶」。這些處方可替換為可食用的材質！將雙手洗淨並提供一些工具（可以利用不同主題的餅乾壓模器），盡情享受並大快朵頤吧！

磨碎的馬鈴薯糖團

- 1 磅盒裝糖粉
- 2 大匙馬鈴薯泥
- 2 大匙人造奶油或食用油（取決於口味的輕重）
- 1 包椰果（可斟酌選用）
- 幾滴牛奶、奶油，或牛奶和奶油一比一的混合物
  用雙手混合這些材料，加入更多糖粉達到想要的勻度。

花生醬遊戲麵團

- 1 杯花生醬

- 3 大匙焦糖
- 1 大匙生燕麥
- 1 杯玉米糖漿
- 1 杯半糖粉
- 1 杯半奶粉

　　將材料用手混合，添加更多的糖粉和牛奶直到可以搓揉為止。加入燕麥或米香棒（Rice Krispies®）提升質地。你可不使用玉米糖漿製作麵團，僅須「憑感覺」調和乾的材料。

糖霜麵團

- 1 罐糖霜
- 1 杯花生醬（可斟酌選用）
- 1 杯半糖粉

　　用雙手搓揉，會非常黏！

肉桂蘋果醬麵團

- 2 杯肉桂
- 1 杯蘋果醬

　　加入足夠的麵粉，達到想要的勻度。極適合搭配秋天的主題！

(三) 自製傻瓜黏土

　　許多孩童都喜歡使用傻瓜黏土或遊戲麵團學習如何搗、滾、壓、切。培樂多黏土可能會碎成細屑，且對大小孩而言太過「幼稚」。這種黏土會變硬，適合用另一隻手握住後進行切割。雖然比較難用剪刀剪斷，此「硬度」可提供較多的觸覺及運動覺回饋。這種黏土適合用在想像力遊戲中。可讓物品暫時黏在一起，黏土的阻力可協助發展手指的肌力。此活動處方是傻瓜黏土（Silly Putty®）的低成本替代品，但不建議使用於仍會將手指或黏土放入嘴巴的孩童！在團體中使用會相當有趣，但應先練習掌控感覺。

傻瓜黏土處方

1.　混合半杯水、半杯白膠及食用色素（藍色的食用色素看起來比較像是不可食用的食物，在視覺上可抑制孩童將黏土放入嘴巴中）。

2.　再用量杯混合半杯水和 1 茶匙硼砂（Borax®）。

3.　將上述材料混合在一起。搓揉至膠體形成類似黏土的勻度後，逐漸加入玉米澱粉。持續搓揉到變成固體為止。

4.　存放在密封容器內，例如塑膠蛋、底片盒或夾鏈密封袋。

　　自製傻瓜黏土的好處在於你可以不斷加入玉米澱粉，讓黏土兼具柔軟之質感與硬度。你可以輕易壓握，但比大部分的軟黏土更費力去拉長與分解。且加入愈多的玉米澱粉，黏度會愈低。此處方足夠讓八至十位孩童放入他們的「可變形袋裝玩具」中使用。

傻瓜黏土活動

- 將大型塑膠盆裝黏土倒在桌上，並備妥餅乾壓模器、剪刀、擀麵棍等。主題式的餅乾壓模器也很容易取得。
- 將小玩具或硬幣藏在裡面，訓練手指肌力。
- 針對手指的技巧，僅使用單手大拇指與食指轉動恐龍蛋或異形蛋（適合遊戲主題的小圓蛋）。另一手戴上玩偶或夾子「吃掉」蛋。
- 用牙籤和黏土創作「生物」。

粗大動作活動 ●●●

　　所有孩童均可從手臂、腿部及軀幹等大肌肉的主動動作中受益。這些肌肉運動可促進肌力、耐力、姿勢、平衡和協調度。參與體育教室和娛樂活動均須高度依賴粗大動作技巧。PDD 孩童可能不願意練習這些活動，尤其如果潛在的感覺基礎技巧不足。例行的、簡單的練習活動會對他們有所幫助。以下列出受歡迎的粗大動作活動。

- 走路和健行。

- 跑步、跳躍、單腳跳。
- 跳舞、跟著音樂行進。
- 曲棍球、足球、籃球。
- 迷你跳床或跳床彈跳（請見後文「後院及迷你跳床遊戲」）。
- 踩高蹺（將瓶罐綁上跳繩及握把）或「大腳」（譯註：用厚紙板剪裁腳形）。
- 翻筋斗和摔角。
- 捉迷藏。
- 在遊樂場上嬉戲。
- 玩具保齡球。
- 溜冰。
- 直排輪。
- 騎腳踏車或三輪車。
- 線球（如圖）。
- 樂樂棒球（如圖）。
- 跳房子。
- 呼啦圈。
- 球拍運動。
- 障礙賽。
- 小沙包／Nerf® 球（譯註：一種橡膠泡棉球）／Frisbee®（譯註：飛盤遊戲）丟接遊戲。
- 田徑。
- 大球遊戲。
- 游泳。
- 滑板車遊戲。

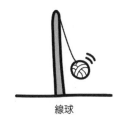

線球

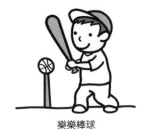

樂樂棒球

（一）游泳遊戲

　　許多 PDD 孩童喜歡游泳；或許是因為可提供整體的感覺經驗。水在

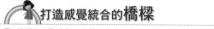
身上產生的重量和壓力具有放鬆效果並可提升身體覺知功能。一般偏好使用戶外泳池，因為具有自然的採光，且硬牆的回音噪音較少。現今，具備游泳的能力可說是具有安全上的重要性。許多治療目標均可列為游泳計畫的一部分，因為游泳是極具激勵性的活動。

為孩童喜愛的游泳歌曲準備薄的圖卡，將歌曲配合視覺輔助及動作。你也可以將照片放入塑膠袋或透明的自黏套膜內。讓孩童選擇喜愛的音樂或遊戲。

下述歌曲或活動可促進語言並提供感覺輸入：

- 「游泳，在泳池內游泳」（大動作）。
- 「馬達船」（Motorboat）──繞著浮板旋轉或抓住浮板高唱：「馬達船，馬達船，走得如此慢！（緩慢踢水）馬達船，馬達船，走得如此快！（加速）馬達船，馬達船，油門踩到底！（以最快速度踢水）」
- 「我們繞著桑樹叢」──改變歌詞（例如：這是我們「吹大泡泡」的方式、這是我們「踢腳」的方式、這是我們「用水潑我們的臉」的方式）。
- 「約克大公爵」（The Grand Old Duke of York）（完美的上下運動）。
- 「圍著玫瑰叢轉呀轉」（Ring Around the Rosey）。
- 「揭開蓋子就跳起來的玩偶匣」──「坐得好好的，你不進來嗎？」「要，我來了」（跳進水中）。
- 「蛋蛋先生」（Humpty Dumpty）（從內胎跳進水中）。
- 「划、划、划你的船」（Row, Row, Row Your Boat）（使用空氣墊或游泳用的浮力板）。
- 「五隻斑紋小青蛙」（Five Green and Speckled Frogs）（跳到水中）。
- 「刷、刷、刷，將我的愚蠢刷掉」（歌曲旋律："Shake Your Sillies Out"，使用治療刷）。
- "Hokey Pokey"（譯註：牽手圍成圓圈唱童謠，可勸服不情願的孩童將臉、腳或手探入圈內）。
- 吹泡泡──從吸管開始示範如何吹，逐漸將吸管剪短；將乒乓球吹過水面；在水面下放入不會破的鏡子，鼓勵張開眼睛吹泡泡。

(二) 後院及迷你跳床遊戲

　　大型的後院跳床是全家可共同參與的理想治療設備；迷你跳床可促進運動與身體覺知功能，並可協助粗大動作技巧的發展。

　　另一方面，跳床也可能帶來危險，必須小心設置並仔細監督。通常建議一次一人使用；不過，在處理特殊需求孩童時，這可能是不切實際的，因為可能需要另外一個人協助孩童。可由反應力佳的大人安全地和孩童一起跳，避免孩童跳太高，並維持朝向跳床的中心位置。

　　過重的成人與過輕的孩童是最危險的組合，且成人應練習立即停下跳床的方法（停止跳躍、彎曲膝蓋、吸收彈力、視需要伸出雙手維持平衡）。也應教導孩童這種「停止」技巧，或使用諸如停止符號或代表紅燈之紅色圓圈的視覺線索加以提示。

　　如果遵循基本的規則，例如一次僅限一人使用、遠離尖銳或堅硬的家具、視需要在肢協下協助開始彈跳，則室內迷你跳床通常是一件安全的設備。

　　下述活動由最簡單開始逐漸增加困難度：

- 坐下並握住雙手，一邊唱「在大跳床上彈上彈下」（使用 "Bouncing Up and Down in My Little Red Wagon" 的歌曲旋律），或在來回滾動搭配輕微彈跳時高唱 "Row, Row, Row Your Boat"。
- 膝蓋跳——與孩童面對面並讓孩童抓住你的雙手。
- 站起來——（同前所述）握住雙手或讓孩童轉身與你背對。在你歌唱或數數兒及規律彈跳時，透過腿部擠壓提供深層壓力刺激。安排另一位成人觀察孩童的臉部是否出現不適的表情。大部分孩童均認為此姿勢極具安全感且非常喜愛！
- 碰碰車——一旦孩童可以自如地東奔西跑後，可引入安全且在控制內的「擠壓」與倒下的方法。用肩膀或背部、雙手環抱胸前彈跳，但不准用力壓。
- 「圍著玫瑰叢轉呀轉」——在跌落後，務必將孩童拉你起來融入為活動的一部分！大驚小怪地呼喊：「救我、救我，拉我起來！」拉的動作可建立互動技巧，並可提供具良好組織性的感覺輸入。

- 「坐在球上的蛋蛋先生」（找一顆可以坐的球）。跳床是可以練習跌落的安全、有趣場所。
- 跑道——在美術紙塗上彩色的圓圈作為紅／綠「號誌燈」，或使用自製的「停止」符號。練習依指令跳、跑和停止。
- 模仿各種動物跳躍——使用本章末的視覺圖卡提示。
- 墜落——坐式墜落、膝式墜落、狗爬式墜落（雙手雙腳）。
- 滾動遊戲——來回滾動並高唱「床上有十個人，且年紀最小的說：我好累喔，滾過來……滾過去……」。小心監督此前庭輸入，因為對敏感的孩童容易刺激過度。
- 團體動力遊戲——追捕與抓人。

(三) 粗大動作活動的視覺策略

通常會建議使用需要大量活動的感覺動作活動或全身性的活動。一般認為這些活動對神經系統具有組織性的作用。不過，這些活動有許多並不容易教導給 PDD 的孩童，因為他們常有溝通障礙與動作計畫上的困難。Hodgdon（1995）發現視覺輔助對於有聽覺處理及溝通問題的孩童而言，是有效的策略。

目前已有許多視覺符號系統可以使用（例如 Mayer Johnson 所發展的 Boardmaker ™），但感覺動作活動仍缺乏適當的圖形系統可以使用。我們已融入視覺輔助，協助孩童參與某些特殊的動作活動。

本書的作者之一 Shirley Sutton 和插畫家 Marion Foubert 共同發展出這些視覺輔助系統。在我們的經驗中，圖卡在職能治療方案中相當有助益，因為有助於孩童的理解力、提升順序技巧並改善對活動的注意力。我們也發現，當孩童在活動方案中以視覺系統準備即將到來之變化時，孩童會變得較為合作。

藉由使用固定的圖卡排序，孩童可學會「遊戲」，並常可選擇喜歡的「遊戲」。讓治療性的「運動」更具互動性，同時促進學習與動機。事實上，在傳統的感覺統合理論中，認為自我引導活動對動作計畫而言相當重

要（Ayres, 1975）。

我們使用「線畫」，因為照片較易使人分心。同時依你的孩子建置個人化的圖卡系統，影印剪下後放入標準的小相簿內。使用這些視覺輔助或是你自己創作的圖卡，這些付出將是值得的！觀察孩童們在理解力、活動轉換及順應性上的立即變化。

圖卡亦可協助父母及老師定義活動的起點與終點，並可快速、容易地展開治療方案。Quill（1995）也注意到，具體的圖形線索是能夠幫助 PDD 孩童處理臨時計畫變動或偏離常軌的寶貴輔助工具。

四大類活動範例

打鬧遊戲或體能遊戲：這些活動的特色為面對面的互動，並可促進孩童的注意力時間長度及互動技巧。且可在享受活動樂趣的同時，鼓勵溝通技巧以及感覺與動作技巧。運用孩子對運動及深層壓力觸覺的喜愛，促進互動性的遊戲。對相同的「遊戲」重複使用熟悉的歌曲，將可強化語言技巧。

學動物走路：這些挑戰性的姿勢極適合運用於家中的地板時間、學校的晨圈時間，或孩童需要轉換場景的轉換時間。這些姿勢可提供大量的肌肉活動，建立身體覺知功能，並有助於動作計畫。

大球運動：大球活動時常可非常成功地運用在孩童身上，因為可提供運動性的輸入和壓力性的輸入，而激勵孩子的動機並帶來組織感。這些圖卡可將玩大球轉變為著重於互動及溝通技巧的系列遊戲，例如：輪流、選擇、求助、說「停止／開始」等。雖然目前在大部分的大賣場（如好市多）中均可買到，但玩具店通常會有一些較便宜的球也是可行的。這些活動也可使用把手型球類進行「彈跳」——僅須將把手轉向欲前進的方向。

滑板車活動：圖卡可提供此常見之治療設備的使用點子（關於如何建置的資訊，請見第 9 章的「自製滑板車」）。使用滑板車活動促進動作及身體覺知功能，亦可強化基礎的動作技巧，例如：背部伸展、坐姿、手臂和頸部肌力與肌肉張力。

打鬧遊戲

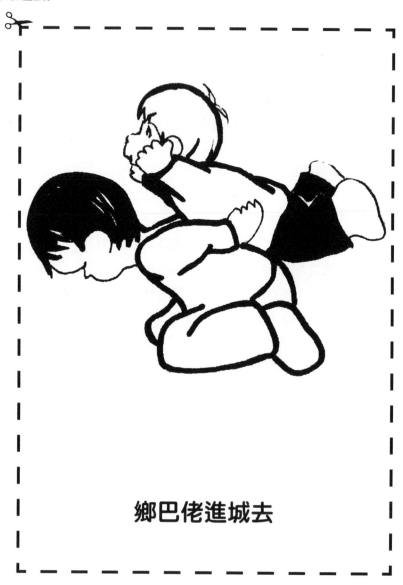

鄉巴佬進城去

目標

- 提供孩童肚子區域的觸壓覺。
- 提供直線性的冷靜效果動作。
- 當你將孩子放下至地面時,可發展手臂的「保護反應」。

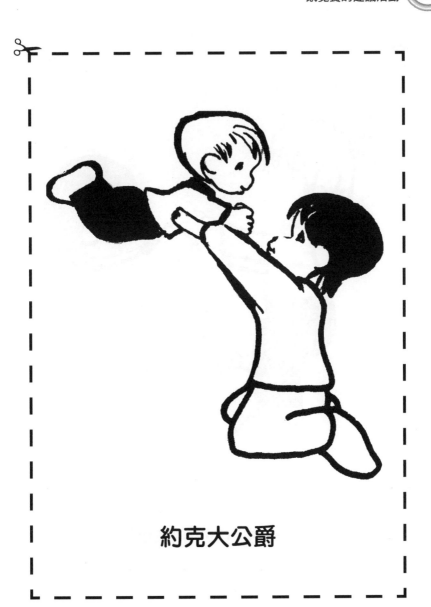

約克大公爵

目標

- 提供動作，搭配語言，上上下下。
- 增加身體位置感以及頭部動作。
- 發展成人的上半身力量！

從稍微舉高開始，直到孩童覺得舒適為止。

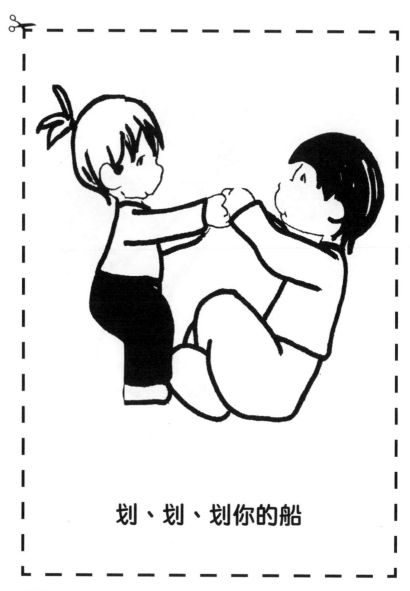

划、划、划你的船

目標

- 提供雙手穩固的觸壓覺。
- 透過推拉活動增加身體的覺知功能。
- 發展上半身的力量。
- 促進站立平衡。

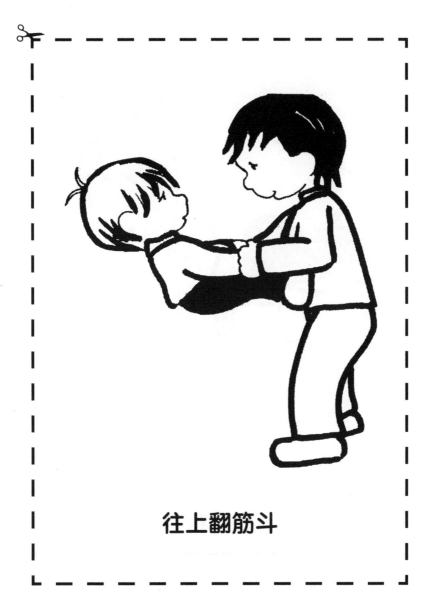

往上翻筋斗

目標

- 以頭下腳上的姿勢提供強烈的頭部動作。
- 發展手臂與手部的力量。

在嘗試使用由另一位成人提供「支撐點」（spot）前，請確定孩童有好的肌肉張力。

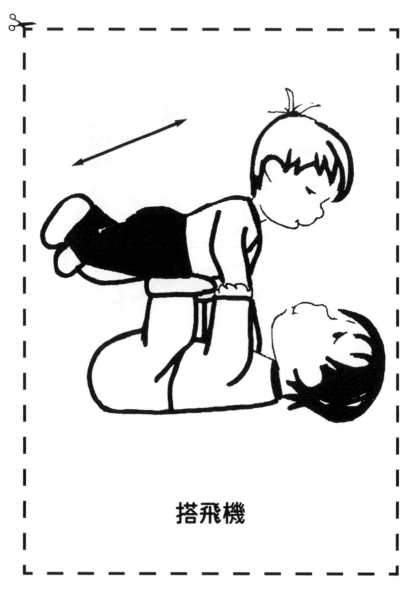

搭飛機

目標

- 提供雙手與肚子深壓觸覺。
- 透過上、下、搖晃,增加身體覺知功能。
- 發展背部與頸部的伸展肌肉。
- 提升基本的平衡功能。

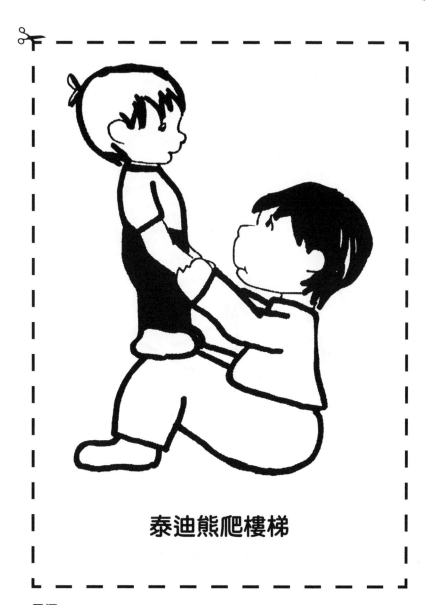

泰迪熊爬樓梯

目標
- 改善雙手的深壓觸覺。
- 增加身體覺知功能與站立平衡。
- 發展站立平衡。

你可以將相同的曲子改編為各種動作。

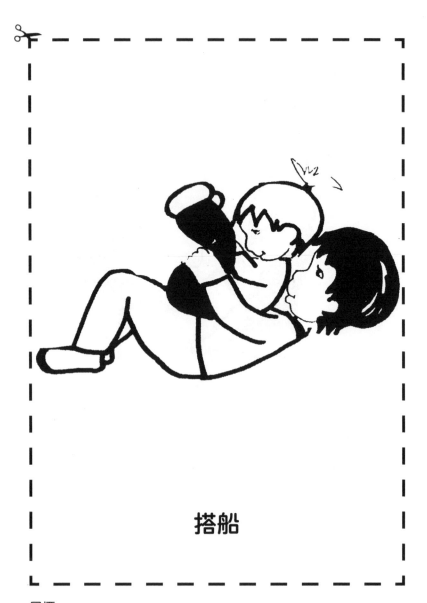

搭船

目標

- 提供身體深壓觸覺。
- 提供冷靜效果的頭部動作。
- 提升語言技巧。

重複唱:「搖擺吧船兒,直到我們大笑與大叫,搖擺吧船兒,直到我們全都掉出來!」

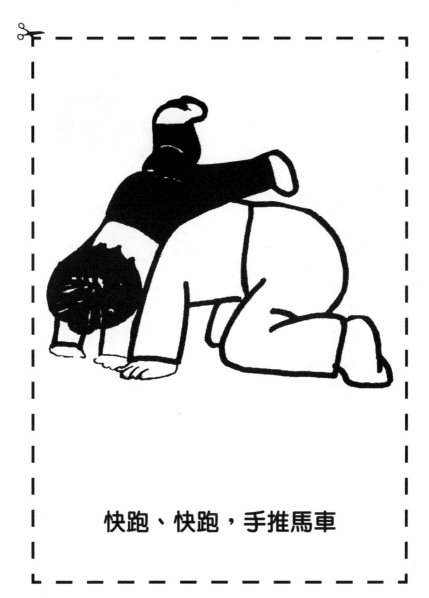

快跑、快跑，手推馬車

目標

• 提供孩童肚子的深壓觸覺。

• 當你「將他們搖下時」，可發展手臂的「保護反應」。

重複唱「快跑、快跑，手推馬車上上下下；（喊出孩童的姓名），不要掉下來！」

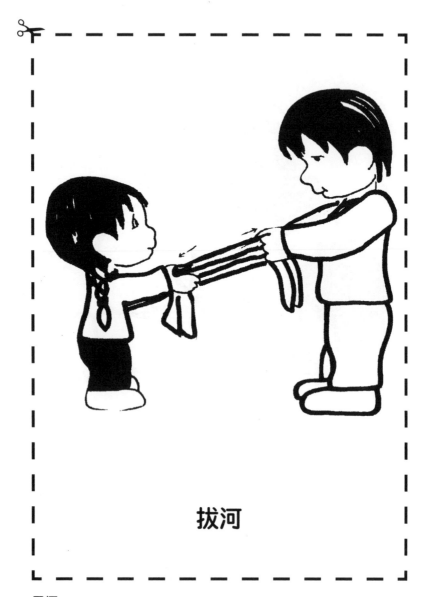

拔河

目標

- 提供具冷靜效果的推拉輸入，而未直接碰觸（尤其適合感覺防禦的孩童）。
- 透過推拉活動，增加身體覺知功能。
- 發展上半身與手部抓握力量。

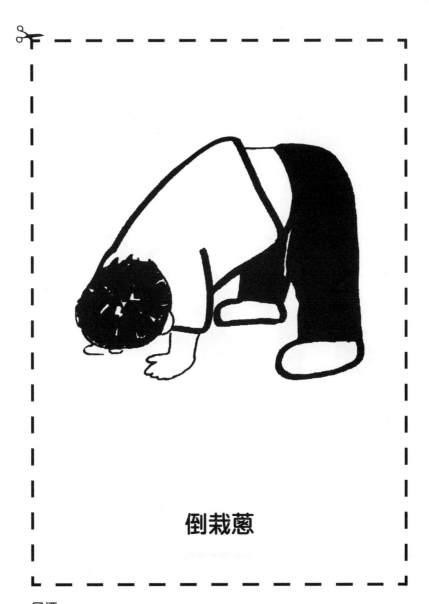

倒栽蔥

目標

• 提供頭下腳上的姿勢（強烈的前庭覺）。

• 增加眼睛追視。

歌曲構想：「圍著玫瑰叢轉呀轉」（我們全部都跌倒）。

學動物走路

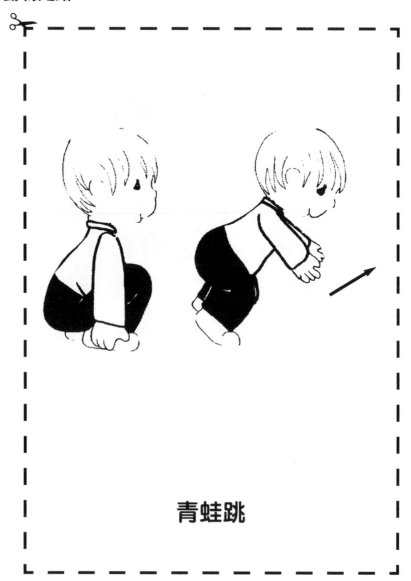

青蛙跳

目標

• 提供頭部運動以建立身體覺知功能。

• 練習兩步驟、大肌肉動作順序。

• 發展肌肉耐力。

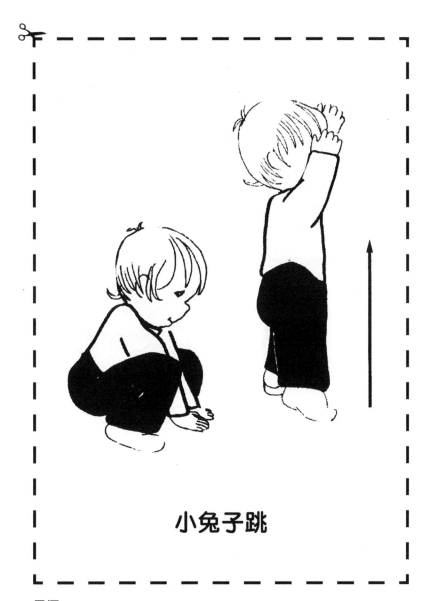

小兔子跳

目標

- 透過推地板,提供手部觸覺輸入。
- 加強腿部的力量。
- 發展兩側身體協調功能。
- 提升兩步驟動作順序。

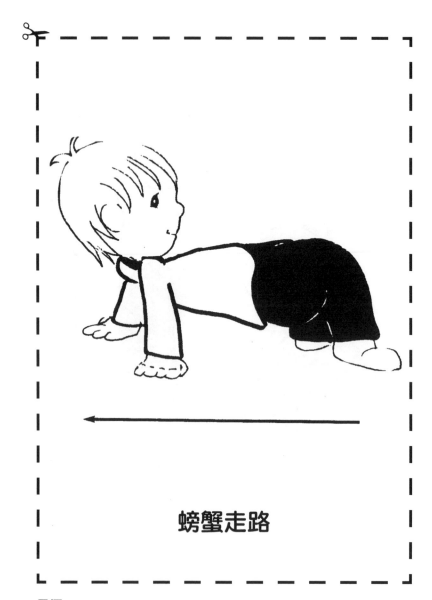

螃蟹走路

目標

- 提供肩膀與手部觸壓覺輸入。
- 透過承重，增加身體覺知功能。

若過於困難，可先從要求孩童靜止不動，肚子上下移動開始。

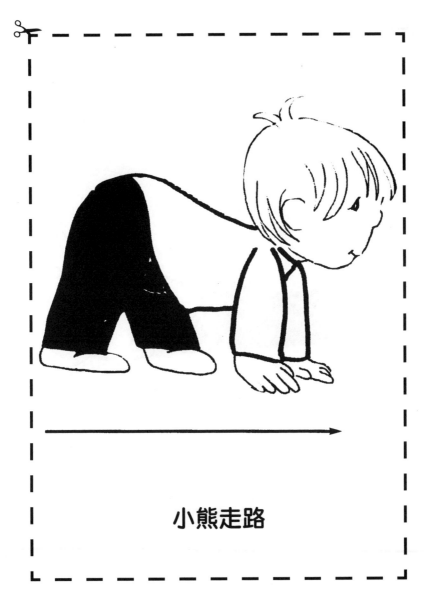

小熊走路

目標

- 從地板承重中，提供手部觸覺減敏感。
- 增加身體覺知功能。

需要身體兩側複雜的協調功能。

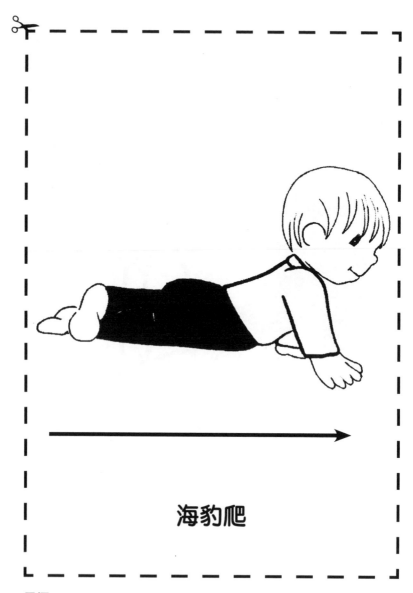

海豹爬

目標

- 在承重期間內提供手部觸壓覺輸入。
- 增加上半身背部伸展肌力。
- 建立手臂肌力。

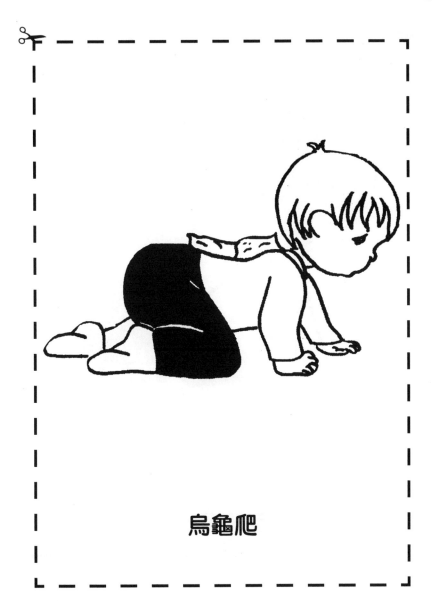

烏龜爬

目標

- 藉由攜帶物品,提供背部觸覺輸入。
- 增加身體覺知功能。
- 發展上半身的力量。
- 透過快速與慢速移動,提升動作控制功能。

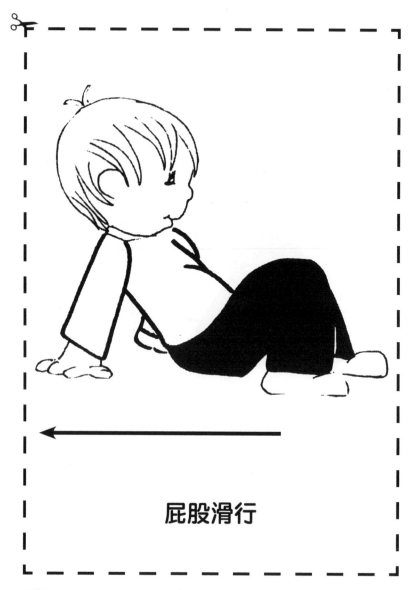

屁股滑行

目標

- 自地板提供手部觸壓覺。

- 促進身體覺知功能。

- 透過髖部、肚子和手臂肌肉的大量動作要求，提供具冷靜效果的輸入。

大球課程

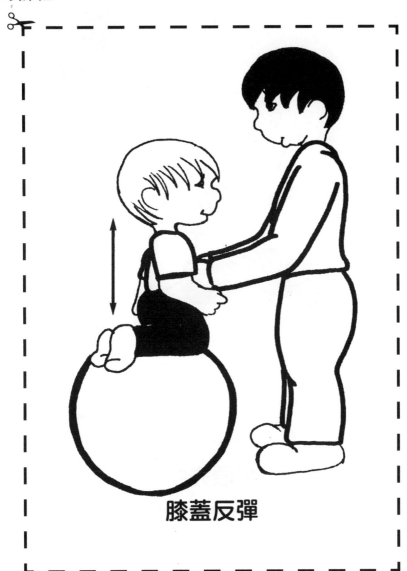

膝蓋反彈

目標

- 提供具冷靜效果、韻律性的動作。
- 透過推拉活動，增加覺知功能。
- 發展上半身肌力。
- 提升跪姿平衡。

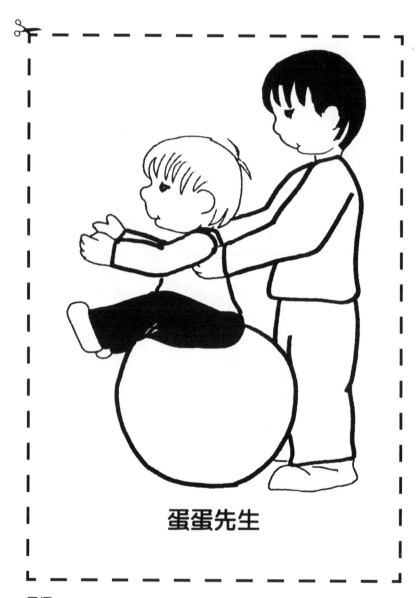

蛋蛋先生

目標

- 提供強烈的頭部動作。
- 促進手臂的保護性平衡反應。
- 透過「碰撞與擠壓」發展身體覺知功能。

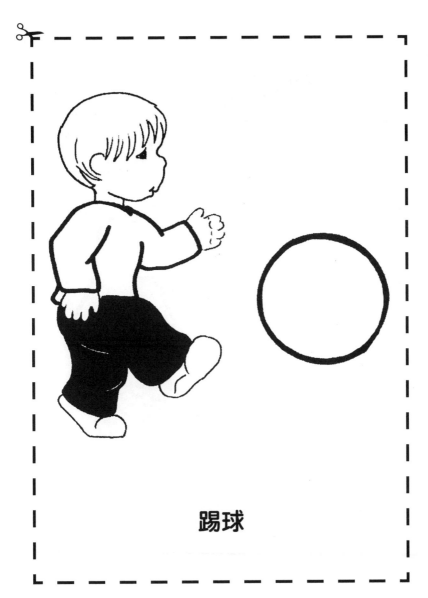

踢球

目標

- 增加腿和腳的覺知功能。
- 發展單腳站立平衡。
- 促進眼腳協調。

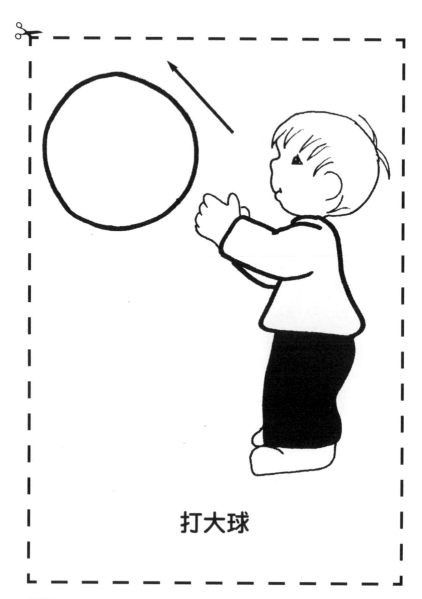

打大球

目標

• 提供手部觸壓覺。

• 透過打擊活動，增加身體覺知功能。

• 發展上半身肌力。

• 提升眼睛追視能力。

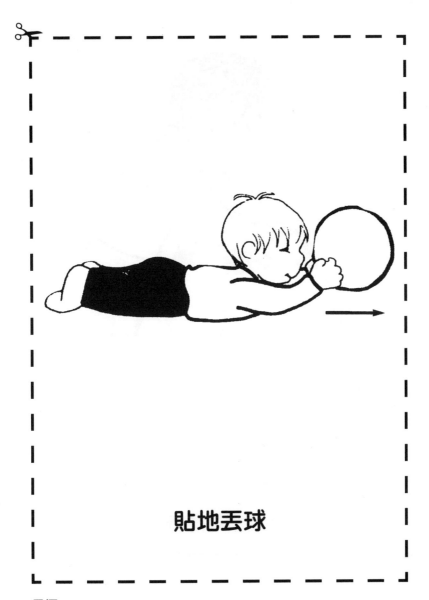

貼地丟球

目標

• 從地板提供身體觸壓覺。

• 增加背部與頸部的伸展力量。

• 發展手臂肌力。

• 發展良好的眼睛追視（滾球）。

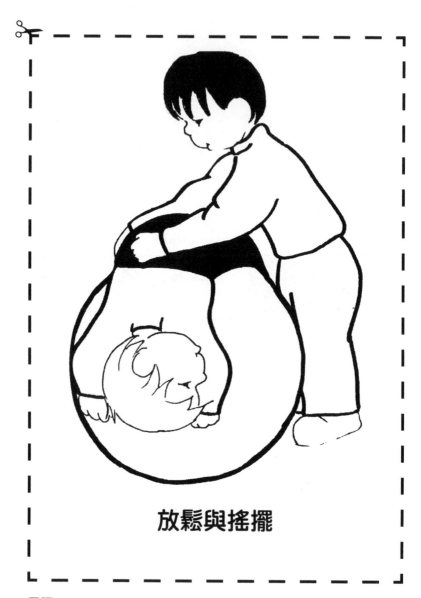

放鬆與搖擺

目標

• 提供慢速、單調韻律性的冷靜效果動作。

• 透過頭部向下的姿勢促進放鬆。

• 增加肚子與臉部的觸覺接觸。

• 提升簡單的平衡技巧。

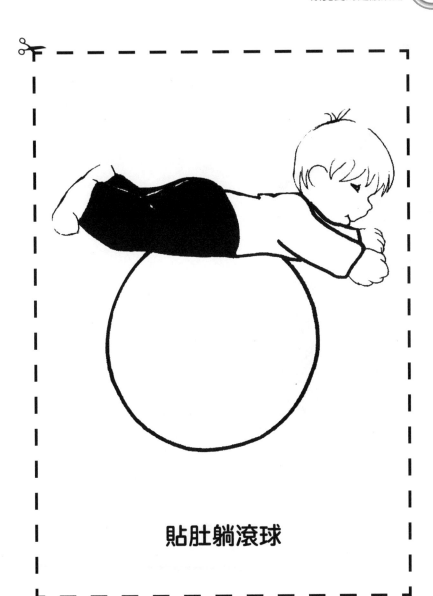

貼肚躺滾球

目標

- 增加動作輸入。
- 提升背部與頸部的伸肌肌力。
- 提升手臂與腿部的保護性動作反應。
- 發展簡單的平衡技巧。

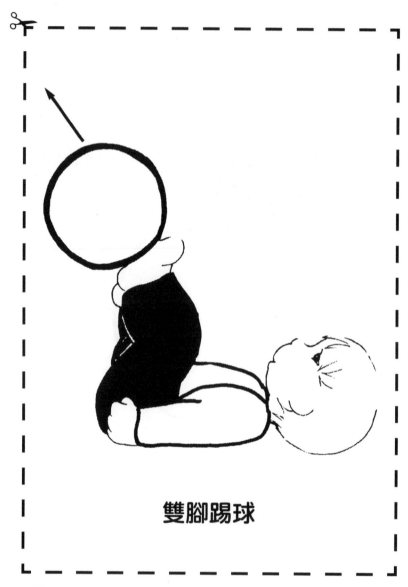

雙腳踢球

目標

- 增加腿部與腳部的覺知功能。
- 發展腿部與肚子的肌力。
- 提升兩側身體協調功能。
- 改善眼腳協調與時間感。

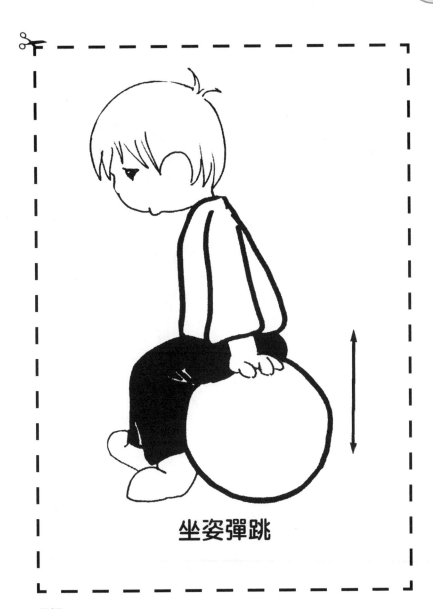

坐姿彈跳

目標

- 提供上下的頭部動作。
- 透過髖部與腳部增加身體覺知功能。
- 提升坐姿平衡。
- 建立韻律感與數數兒技巧。

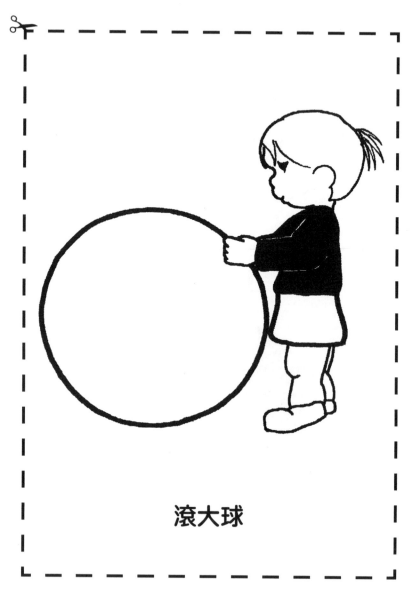

滚大球

目標

• 提供手部觸壓覺。

• 提供具冷靜效果且較吃力的肌肉動作。

• 建立手腕與手臂的肌力。

（注意：大人請站在孩童對面並提供阻力。）

滑板車課程

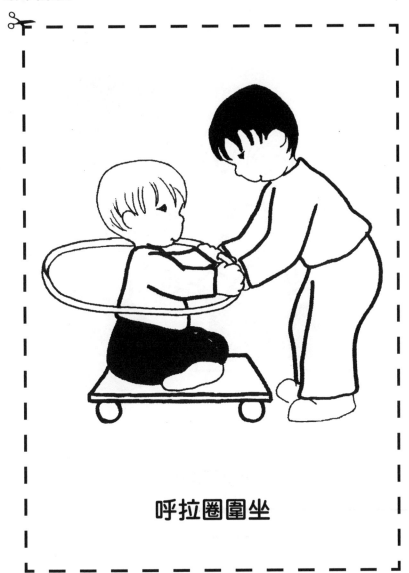

呼拉圈圍坐

目標

- 透過雙手抓住呼拉圈，提供手部觸壓覺。
- 增加身體覺知功能。
- 發展上半身肌力。
- 促進坐姿平衡。
- 透過推拉活動，增加身體覺知功能。

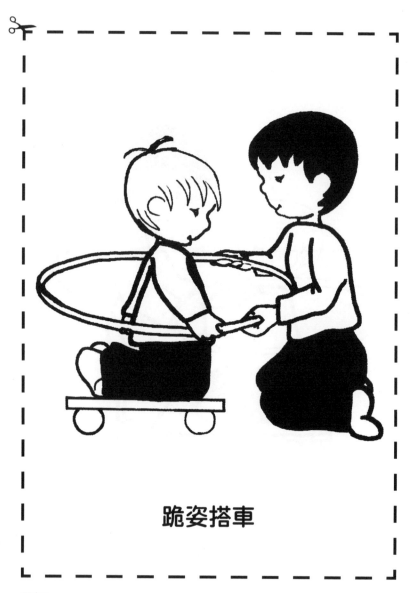

跪姿搭車

目標

- 抓住呼拉圈時提供雙手觸壓覺。
- 透過推拉活動增加身體覺知功能。
- 發展上半身肌力。
- 促進跪姿平衡。

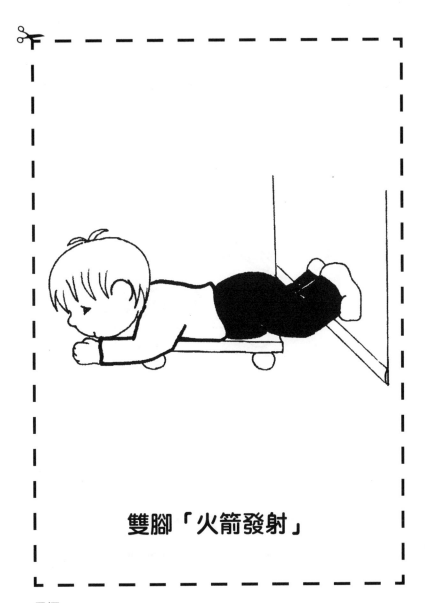

雙腳「火箭發射」

目標

- 發展強壯的背部與髖部伸肌。
- 發展腿部與腳部的肌肉感。
- 促進時間感（倒數計時「發射」）。
- 提供快速動作（加速）。

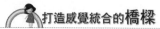
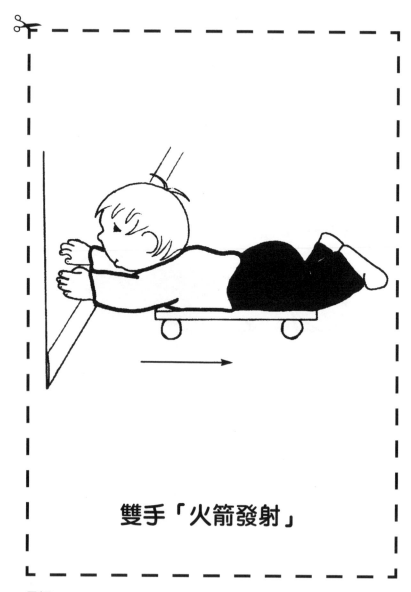

雙手「火箭發射」

目標

- 提供肩膀與手腕吃力的肌肉動作。
- 促進時間感（倒數計時「發射」）。
- 提供快速的頭部動作（加速）。
- 促進不需要視覺的動作（倒退）。

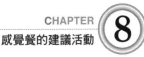
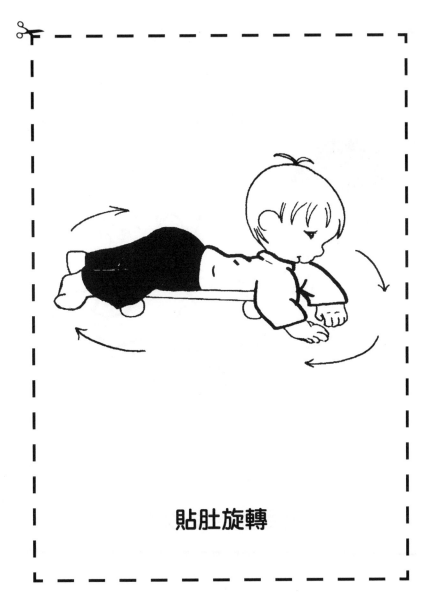

貼肚旋轉

目標

- 發展強壯的背部與頸部肌肉伸展。
- 發展手臂與肩膀的肌力。
- 促進動作計畫——開始／停止／改變方向，以及旋轉動作。
- 促進手臂跨越身體中線。

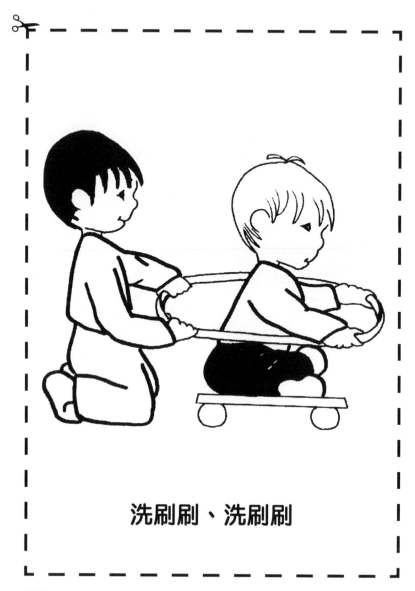

洗刷刷、洗刷刷

目標

- 提升身體中線附近的感覺輸入。
- 發展強壯的手臂與肩膀。

前後轉動孩童時，孩童喜歡哼唱：「洗刷刷、洗刷刷，是誰在洗澡？」

CHAPTER

9

設備與資源

　　本章含有許多依據我們的經驗對 PDD 孩童有效之設備的製作說明。父母、校方及兒童照護中心往往不知道可在哪裡找到設備，或是缺乏如何從專賣目錄中購買設備的資源。

　　藉由提供簡易且低成本的製作說明或購買來源，孩童將可得到需要的感覺動作經驗。所有這些建議均可依孩子的體型、體重及個人偏好進行調整。茲簡述如何以及為何使用這些特殊的設備。

　　我們將資源分為下述部分：

1. *「自製」設備概念*
   - 重量背心。
   - 柔軟而會黏著的彈性鬆緊手環。
   - 平台鞦韆。
   - 壓力氣球可變形玩具。
   - 低成本的室內感覺統合設備好點子。
   - 重量膝蛇巾。
   - 滑板車。
   - 可變形袋裝玩具。

2. *資源*
   - 供應商。
   - 錄影帶。
   - 書籍。
   - 網站。

自製設備概念 ●●●

(一) 重量背心

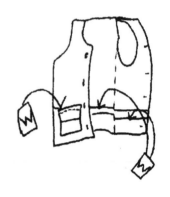

重量背心可提供冷靜、深層壓力輸入的點子，係源自於一位知名的自閉症者——Temple Grandin。她發現某些躁動不停的孩童，如果穿上有內襯的加重背心，常可變得較為冷靜。她自己本身可從壓力覺獲得大幅的冷靜效果。Williams（1996）認為有襯墊的衣物可保護她極敏感的觸覺系統，避免過量的感覺刺激。並沒有科學研究探索重量背心的使用。在我們的臨床經驗中，持續尋求深層觸覺壓力的孩子，常有觸覺防禦且容易分心（或身體覺知功能較差），可從背心提供的額外重量中獲益。

可量身訂製背心，以孩童喜歡的舒適布料舒服地貼近孩童。並加上襯墊與重量，但最重不可超過孩童體重的十分之一。

應穿戴重量背心二十分鐘左右，然後脫下數分鐘，避免神經系統適應增加之重量所帶來的新感覺。不過，如果孩童對於穿脫背心時的觸覺刺激出現困難時，則可穿戴較長的時間。其他有些孩童僅須在桌子前寫作業時穿上背心，因為這可幫助他們安靜地坐著。並無特別硬性的規定，請隨意使用此設備並與職能治療師討論。

如果你想要在縫製或購買背心前嘗試此策略，可在孩子的背包或腰包裝入一包米。詢問職能治療師是否有重量背心可借你使用數週，並與家庭或學校討論穿戴背心的時間表。

縫製說明

如果幸運的話，你可為孩童找到耐用、新的或使用過且附有鈕釦的合身背心。或是依孩童體型縫製背心，諸如羊毛、單寧布及燈芯絨等布料似乎是不錯的選擇，且可耐受洗衣機的清洗！在選擇布料時，也請考量夏天的氣候，以及孩童主要是在室內或戶外穿戴背心。

在孩童身上試穿背心，並考量想要將重量加諸何處。常見的位置為肩胛骨下方、胸部上方以及鄰近髖部的位置。你需要縫製「口袋」以加入重量。可將沙或米、圓形平墊圈或垂直簾重量填入夾鏈密封袋內。請留意會食用非食品類材質之孩童穿上背心時的安全性風險。

1. 決定你要使用的重量物質並依序縫製口袋。使用耐用的布料縫製口袋或填塞口袋，避免孩童感覺重量會移動變化。用三條垂直簾的重量（或 2.5 盎司不含鉛的釣魚錘）縫成小「包」，每包約 0.5 磅。大部分學齡前孩童會從 12 到 24 的重量開始，總計約 2 至 4 磅。

2. 平均分布縫製口袋的位置，並合身地放入重量物質。通常你會需要在口袋上方加上一小片黏釦帶，確保重量物不會移動位置。移除或添加重量物進行調整；有時候，如果逐漸增加重量，孩童的接受度會比較好。在清洗背心時，記得先將重量物質取出。

(二) 重量膝蛇巾

許多 PDD 孩童因為感覺需求的諸多原因，而很難靜靜坐好。額外的重量可提供深壓觸覺與冷靜效果的本體覺輸入。許多孩童無法耐受重量背心，但他們可以忍受侵入性較低的「蛇巾」（如圖）。這是嘗試此概念並觀察孩童反應的簡易方式。

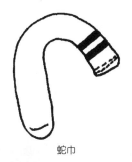

蛇巾

縫製一條或多條蛇巾，當孩童冷靜、快樂坐著時，向他們介紹此設備。在孩童膝部放置一條（或多條）蛇巾（如圖），或覆蓋至肩膀。觀察孩童的焦躁程度是否下降。有些老師在無法站在孩童身旁時，使用重量膝蛇巾代替之。

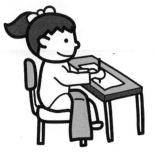

膝蛇巾

縫製說明

1. 尋找長的直筒襪，每只襪子做一條「蛇巾」。或是使用厚的緊身褲或長襪，並從腳趾頭往上約 45 公分左右處剪下。粗縫或縫合裁切的邊緣處。

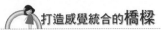
2. 將每只襪子裝進四杯米或其他類似的顆粒狀物，例如花豆或豌豆。

3. 用手或機器以微小、耐用的針線將開口縫合起來。

4. 也可以在襪子的縫合面繪製簡單的臉部，並將縫線設計成「嘴巴」。

(三) 壓力氣球可變形玩具

在感覺餐或感覺活動方案中，許多孩童需要額外的觸覺輸入。可擠壓的氣球玩具可提供孩童具冷靜效果的深層壓力觸覺。這種玩具極為安靜，這代表可使用於學校、教會或其他噪音會造成困擾的環境中。氣球的阻力極適合用於學習擠壓和釋放，如同在許多漸進性放鬆訓練方案中所教導的。

將這種擠壓玩具放在口袋、腰包或玩弄籃內，以便讓孩童在「停機」期間或等候時間超過一、兩分鐘時使用。也可作為感覺準備玩具使用，在進行像是繪畫等精細動作活動前，讓孩童擠壓、釋放幾次，建立手指位置的知覺能力。

用品

- 兩顆或三顆 9 吋氦氣球。
- 填充物：麵粉、扁豆、鳥食或咖啡（增加嗅覺輸入）、米、花豆、豌豆或其他無毒性的物質。
- 塑膠汽水瓶。
- 小橡皮筋或細線。

說明

1. 倒入 1/4 至 1/2 杯的填充物到塑膠汽水瓶中。

2. 將氣球吹至拳頭大小，捏住氣球，拉長氣球並將氣球頸部穩固地套在汽水瓶頸部。

3. 將瓶子倒過來，瓶子內的物質會取代空氣灌進氣球。如果未如此，請輕輕擠壓瓶子。

4. 將氣球從瓶口取下，把多餘的空氣擠出，並將氣球頸部繫上小橡皮筋或細線。如果需要，可先剪去氣球的「唇部」。

5. 剪去第二個氣球的頸部，並將其拉大超過第一個氣球，讓綁起的那一端先進入（像是戴浴帽）。

6. 如果想用第三層氣球，重複製作第三個氣球。

警告：如果誤食氣球，對幼童極為危險。若對乳膠過敏則避免在課堂中使用氣球。如果孩童在嘴巴附近使用壓力球，請尋找更適合、更安全的口腔玩具。

(四) 製作平台鞦韆

材料

- 品質佳的夾板（4 呎 ×2½ 呎）。
- 品質佳的繩子（總長度取決於天花板的高度）。
- 絕緣管（約 14 呎，圍繞鞦韆的邊緣）。
- 乙烯基（約 14 呎，包覆絕緣管）。
- 八個夾鉗。
- U 形釘。
- D 形環（從天花板橫樑將鞦韆懸掛起來）。

請承包商檢查天花板的橫樑，確保結構的強度。釘入橫樑的有眼螺栓應進行焊接，預防螺栓鬆脫。建議使用轉環裝置預防繩子扭絞在一起。

關於安裝鞦韆及設備的完整說明可向 Southpaw 公司索取（請見本章最後的「資源」）。

說明

1. 將夾板邊緣磨圓，並在每個角鑽兩個洞以便調整繩子。

2. 將繩子裁成四等分，並穿過每個角的孔洞。將繩子夾起（下頁圖 a）。

3. 在每條繩子的末端製作一個迴圈後夾起。務必確認每條繩子均一樣長（下頁圖 b）。

4. 用 U 形釘固定圍繞著鞦韆四周圍的絕緣管（下頁圖 c）。

5. 將乙烯基釘在絕緣管外側將其包覆住（下頁圖 c）。

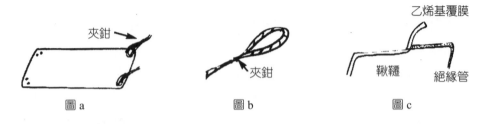

圖 a　　　　　　　圖 b　　　　　　　圖 c

（夾鉗、夾鉗、乙烯基覆膜、鞦韆、絕緣管）

(五) 自製滑板車

材料

腳輪

- 品質佳的夾板（2 呎 × 1 呎，或從孩童腋窩測量到大腿中間作為適當長度）。
- 襯墊（襯墊包覆的地毯也可以）。
- 包覆用乙烯基。
- U 形釘。
- 四個腳輪（如圖，圖片為譯者搜尋自 Google 網站，建議使用品質良好的 Shepherd 腳輪）。

說明

1. 切割夾板並將前角磨圓（如右圖）。

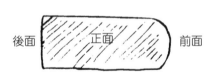

後面　正面　前面

2. 將襯墊用 U 形釘固定至板子上。

3. 將乙烯基用 U 形釘固定包覆住板子。

4. 固定下方的腳輪（確認螺絲的長度並未超過夾板的厚度，如右圖）。向孩童說明使用滑板車的安全性。僅可採坐姿、俯臥或仰臥的姿勢。

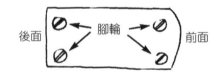

後面　腳輪　前面

- 請勿站在滑板車上。
- 在快速的活動中，建議戴上安全帽。
- 務必監看著滑板車上的孩童。

(六) 製作彈性鬆緊手環

材料

- 一片彈性鬆緊繩（長度約為孩童手腕圓周的 1.5 倍）。
- 電氣絕緣膠布。

說明

1. 剪下想要之長度的鬆緊繩。
2. 戴在孩童的手腕上，並用電氣絕緣膠布將兩端黏在一起。

(七) 低成本、室內感官設備概念

　　許多 PDD 孩童有強烈的移動需求，這有助於維持專心、適應性與技巧性。安排運動的機會是感覺餐的重要成分。遺憾的是，因為成本及安全性風險的考量，許多學校已大幅減少室內及戶外的遊樂場設備。不過，有許多可提供 PDD 孩童喜歡之感覺輸入的低成本方式。

如何使用室內設備？

　　我們曾探索行為和強烈之感覺需求間的關聯性，尤其是前庭覺（運動）和本體覺（身體位置感）。以下為之前尚未討論過的進一步建議。

設備概念

- 硬紙箱——滾動、挖隧道和躲藏。
- 毯子和吊床——搖晃、躲藏和滾動。
- 可轉動的椅子——供轉動使用（記得請孩童引導此活動）。
- 老舊的床墊／空氣墊、水床——跳和翻滾。
- 充氣／塑膠淺水池——填滿米、豆豆或靠墊提供大量感覺刺激。
- 平滑、薄板、八到十吋寬且數呎長、放在階梯上的室內滑梯。也可以放在幾本書籍上作為獨木橋，或放在平凳上作為翹翹板。
- 掃帚柄或暗榫——用來吊單槓或地板拉扯。

- 海灘球——加入少量水，製作因為水的重量而不會滾走的「怪球」。
- 老舊的腳踏車內胎——伸展拉扯以及拔河遊戲。
- 洗衣籃——坐在裡面、爬進爬出（是理想的象徵性遊戲，例如：坐火車或公車）。
- 內胎——理想的迷你跳床。
- 拉遠拉近球（zoomball）——訓練上半身協調度和視覺追視的理想雙人遊戲。許多 PDD 孩童極喜愛此玩具，因為具有高度的視覺刺激。將其中一組把手高高固定在掛鉤上，讓孩子把浮球送出。亦可嘗試躺姿、跪姿或貼肚的姿勢。針對學齡前孩童，可使用 39 元商店的版本，因為線比較短。

(八) 可變形袋裝玩具

如第 5 章所討論的，許多 PDD 孩童發現感覺經驗具有撫慰及組織性的作用。就如同成人都會「玩弄」筆、銅板、飾品等。孩童時常需要更強烈的輸入，以達到相同的感覺效益：保持警醒、警覺與注意力。在教導使用可變形玩具時，長期目標為自我控制及維持尊嚴。

當孩童較少「抓狂」時，他們對自我及控制力可有較佳的感覺。父母和老師會很慶幸在上教會、去購物中心或餐廳時，能夠不必擔心又得大發雷霆或在路人眼中顯得怪異。如果孩童可以快樂地「玩弄」，將可較容易忍耐等候的時間與大排長龍的塞車車陣。

在學校，隨手可得的可變形玩具籃或玩具箱是很方便的，或在遠足時使用腰包。因為感覺系統的適應功能，且新的感覺經驗能夠豐富感覺餐，因此需要時常更換物品。提供明確的可變形玩具使用原則：將玩具放在手中或膝上、一次玩一種玩具、用完後將所有可變形玩具放回包包或籃子中。向職能治療師諮詢其他可以放入「可變形袋裝玩具」裡頭的口腔及觸覺活動點子。當然，如果孩童仍不斷將物品放入嘴巴，則需要篩檢這些物品的安全性。

可變形袋裝玩具裡頭應涵蓋哪些內容？應考量孩童喜歡和不喜歡的

感覺，以及感覺目標和特殊的感覺餐。一般偏好可結合口腔、觸覺的小手指玩具進行操作。如果在團體時間使用可變形玩具，並不建議使用高度視覺刺激的玩具，因為也會過於吸引其他孩童的注意力。以下為一些受歡迎的物品：

- 乳液。
- 硬毛刷。
- 按摩器或小型振動器。
- 刮刮香貼紙。
- 壓力球或麵粉氣球。
- 治療黏土、傻瓜黏土或其他「軟泥」。
- 口腔玩具（例如：咀嚼玩具、咖啡攪拌棒、Nuk 牙刷、嬰兒咀嚼玩具、口琴、吹氣玩具）。
- 食品，像是硬糖、口香糖、甘草等。
- 髮帶或橡皮筋。
- 鑰匙圈。
- 彈性鬆緊手環。
- 首飾（例如：黏釦帶黏合的錶帶、項鍊、手鐲）。
- 變形金剛（Transformers®）或其他可移動零件的小玩具。
- 迷你噴水瓶（有「噴嘴」的水瓶）。
- 可伸展玩具。
- 毛毛球。
- 織品樣品。
- 可彎曲的物品，例如小的橡膠玩具、髮夾、毛根或纏繞的領帶。
- 紙牌、撲克牌。

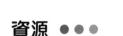
資源 ●●●

(一) 供應商

- **Clipper Mill**

  PO Box 420376　　　　　　　　電話：(415) 552-5005

  San Francisco, CA 94142-0376　傳真：(415) 552-6296

  　　　　　　　　　　　　　　　電郵：info@clippermill.com

  　　　　　　　　　　　　　　　網址：www.clippermill.com

  銷售手術刷，但需要整批訂購。

- **Flaghouse Special Populations and Rehabilitation**

  601 Flaghouse Dr.　　　　　　　電話：(800)743-7900

  Hasbrouck Heights, NJ 07604-3116 電郵：sales@flaghouse.com

  　　　　　　　　　　　　　　　網址：www.flaghouse.com

  加拿大分公司：

  235 Yorkland Blvd., Suite 300　　電話：(800)265-6900

  North York, ON M2J 4Y8 Canada　電郵：flaghousecanada@flaghouse.com

- **Future Horizons, Inc.**

  721 W. Abram St.　　　　　　　電話：(800) 489-0727

  Arlington, TX 76013　　　　　　傳真：(817) 277-2270

  　　　　　　　　　　　　　　　國際電話：+1-817-277-0707

  　　　　　　　　　　　　　　　電郵：info@futurehorizons-autism.com

  　　　　　　　　　　　　　　　網址：www.FutureHorizons-Autism.com

  全球最大之書籍、錄影帶、CD、DVD 及自閉症和亞斯伯格症候群相關資源的出版社，並贊助工作坊和研習會議。可免費提供產品目錄。

- ## New Visions—Mealtimes Catalog
  1124 Roberts Mountain Rd.　　　電話：(800) 606-3665
  Faber, VA 22938　　　　　　　　電郵：mealtime@new-vis.com
  　　　　　　　　　　　　　　　網址：www.new-vis.com

  口腔動作、餵食和午餐方案的資源。

- ## OT Ideas Inc.
  124 Morris Turnpike　　　　　　電話：(877) 768-4332
  Randolph, NJ 07869　　　　　　　傳真：(973) 895-4204
  　　　　　　　　　　　　　　　電郵：otideas@otideas.com

  感覺動作玩具和治療設備。

- ## PDP Products and Professional Development Programs
  14524 61st Street Court North　　電話：(651) 439-8865
  Stillwater, MN 55082　　　　　　傳真：(651) 439-0421
  　　　　　　　　　　　　　　　電郵：Products@pdppro.com
  　　　　　　　　　　　　　　　網址：www.pdppro.com

  感覺及動作玩具、設備、手術刷、書籍、評量工具、與感覺統合有關
  之主題的工作坊。

- ## Playaway Toy Company
  PO Box 247　　　　　　　　　　電話：(888) 752-9929
  Bear Creek, WI 54922　　　　　　網址：www.playawaytoy.com
  可簡易安裝於門廊的室內鞦韆。

- **Pocket Full of Therapy, Inc.**

  PO Box 174   電話：(800) 736-8124

  Morganville, NJ 07751   電郵：PFOT@PFOT.com

                             網址：www.pfot.com

  適用於居家及學校方案的治療玩具、錄影帶。

- **Sensory Resource LLC**

  2200 E. Patrick Lane, Suite 3A   電話：(888) 357-5867

  Las Vegas, NV 89119   傳真：(702) 891-8899

                                   國際電話：+1-702-433-0404

                                   電郵：info@SensoryResources.com

                                   網址：www.SensoryResources.com

  出版書籍、錄影帶、CD，以及其他父母、老師和治療師的資源。並贊
  助感覺統合及相關主題的工作坊及研習會議。可提供免費目錄。

- **Southpaw Enterprises**

  PO Box 1047   電話：(800) 228-1698

  Dayton, OH 45401   傳真：(937) 252-8502

                            國際電話：+1-937-252-7676

                            電郵：

                            therapy@southpawenterprises.com

                            網址：www.southpawenterprises.com

  使用於感覺統合治療中的設備，包括懸吊設備、觸覺活動、重量背心
  及毯子、治療球及其他精細和粗大動作設備、書籍、錄影帶、居家及
  學校使用的玩具。

- **Therapro Inc.**

  22 Arlington St

  Framingham, MA 01702-8732

  電話：(800) 257-5376

  傳真：(508) 875-2062

  電郵：info@theraproducts.com

  網址：www.theraproducts.com

  使用於感覺統合治療及居家和學校方案、精細及粗大動作活動的玩具及設備。

- **Therapy Skill Builders**

  555 Academic Court

  San Antonio, Texas 78204-2498

  電話：(800) 228-0752

  傳真：(800) 232-1223

  使用於居家及學校中的玩具和設備、書籍和錄影帶、評量工具。

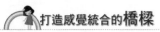
(二) 書籍

How Does Your Engine Run? A Leader's Guide to the Alert Program for Self-Regulation (M. Williams and S. Shellenberger, Therapy Works, 1994)

M.O.R.E. Integrating the Mouth with Sensory and Postural Functions, 2nd Edition* (P. Oetter, E. Richter, S. Frick, PDP Press, 1995)

Making it Easy: Sensorimotor Activities at Home and School (M. Haldy and L Haack, Psychological Corporation, 1999)

Sensory Defensiveness in Children Aged 2-12: An Intervention Guide for Parents and Other Caretakers (P. Wilbarger and J. Wilbarger, Avanti Educational Programs PDP, 1991)

Sensory Integration and the Child (A. J. Ayres, Western Psychological Services, 1979)

Sensory Integration: Theory and Practice* (A. Fisher, E. Murray, S. Lane, and A. Bundy, F. A. Davis Co., 2002)

Sensory Motor Handbook: A Guide for Implementing and Modifying Activities in the Classroom, 2nd Edition (J. Bissel, J. Fisher, C. Owens, and P. Polcyn, Therapy Skill Builders, 1998)

Sense-Abilities: Understanding Sensory Integration (M. Trott, M. Colby, M. Laurel, and S. Windeck, Communication Skill Builders, 1993)

The Out-of-Sync Child: Recognizing and Coping with Sensory Integration Dysfunction* (C. Kranowitz, Perigee, 1998)

The Out-of-Sync Child Has Fun: Activities for Kids with Sensory Integration Dysfunction* (C. Kranowitz, Perigee, 2003)

The Source for Autism (G. Richard, Linguisystems, 1997)

The Child with Special Needs: Encouraging Intellectual and Emotional Growth (S. Greenspan and S. Wieder, Perseus Publishing, 1998)

Unlocking the Mysteries of Sensory Dysfunction* (E. Anderson and P. Emmons, Future Horizons Inc., 1996)

* 這些書的資料可自網站 www.SensoryResources.com 取得。

(三) 錄影帶

Autism Insights. An interview with Temple Grandin and Lorna Jean King. A review of sensory defensiveness and positive effects of deep touch pressure. Available from Continuing Education Programs of America (309) 263-0310

Making Contact: Sensory Integration and Autism. Produced by Judith Reisman, Ph.D., OTR. A brief review of sensory integration theory and autism. Presents program offered at the Lorna Jean King's Center for Neurodevelopmental Studies, Available from Continuing Education Programs of America (309) 263-0310

The Out-of-Sync Child. *Featuring Carol Stock Kranowitz, M.A. Available from Sensory Resources (888) 357-5867

Sensory Processing From Roots to Wings.* Prepared by Judith Reisman, Ph.D. Available through Pocket Full of Therapy (800) 736-8124

Tools for Students.* Prepared by Diana Henry. Offers occupational therapy activity suggestions for home and school.

Tools for Teachers.* Prepared by Diana Henry. Practical occupational therapy tips for teachers, both available through Henry OT (888) 371-1204 or www.henryot.com

Progressive Relaxation Training Tape. Prepared by Brian Doan, Ph.D. Available through Doan at (416) 483-4973

* 這些錄影帶的資料可自網站 www.SensoryResources.com 取得。

(四) 網站

- **Henry Occupational Therapy Services:** www.henryot.com
  職能治療師、老師及父母的策略。

- **Marie's Sensory Integration Page:** www.mindspring.com/~mariep/si/
  sensory.integration.html
  一位母親回顧感覺統合策略的網站。

- **The Out-of-Sync Child:** www.out-of-sync-child.com
  網站有連結至受感覺疾患影響之孩童的相關資訊及產品的超連結，擁
  有許多的資源頁面。

- **Sensory Resources:** www.SensoryResources.com
  出版感覺疾患相關的書籍、音樂、CD 及錄音帶，同時也贊助父母、老
  師及治療師的工作坊。此網站包括連結至其他感覺資源的超連結。

- **Sensory Integration Resource Center:** www.sinetwork.org
  連結至 DSI 父母連線以（DSI parent network）及和感覺疾患與相關主
  題的最新科學研究。

- **Future Horizons:** www.FutureHorizons-autism.com
  全球最大的自閉症、亞斯伯格症候群及相關主題的出版社。

參考文獻

感覺統合

Ackeman, D. (1991). *A Natural History of the Senses*. New York, NY: Vintage Books

Anderson, E. and Emmons, P. (1996), *Unlocking the Mysteries of Sensory Dysfunction* Arlington, Texas: Future Horizons, Inc.

Ayres, A. J. (1972). *Sensory Integration and Learning Disabilities*. Los Angeles: Western Psychological Services.

Ayres, A. J. (1972). *Southern California Sensory Integration Tests*. Los Angeles, California: Western Psychological Services.

Ayres, A. J. and Heskett, W. (1972). *Sensory integrative dysfunction in a young schizophrenic girl*. Journal of Autism and Childhood Schizophrenia, 2, 174-181,

Ayres, A. J. (1979) *Sensory Integration and the Child* Los Angeles Western Psychological Services.

Ayres, A. J. (1989) *Sensory Integration and Praxis Tests*. Los Angeles: Western Psychological Services.

Ayres, A. J. and Tickle, L. (1980). *Hyper-responsivity to touch and vestibular stimuli as a predictor of positive response EG sensory integration procedures by autistic children*. American Journal of Occupational Therapy 34, 375-381.

Ayres, A. J. and Mailloux, Z. (1983), *Possible pubertal effect on therapeutic gains in an autistic girl*. American Journal of Occupational Therapy 34, 375-381.

Baranek, G. and Berkson, G. (1994). Tactile defensiveness in children with developmental disabilities: responsiveness and habituatlon. Journal of Autism and Developmental Disorders Vol. 24, No. 4, 457-472.

Becker, M. (1980). Autism: a neurological model, AOTA Sensory Integration Special Interest Section Newsletter, 3 (1).

Berk, R. and DeGangi, G. (1983). DeGangi-Berk Test of Sensory Integration. Los Angeles: Western Psychological Services.

Bissell, J., Fisher, J., Owens, C., and Polcyn, P. (1988). Sensory Motor Handbook: A Guide for Implementing and Modifying Activities in the Classroom. Torrance, CA: Sensory Integration International.

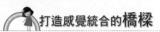
Bloomer, M. and Rose, C. (1989). Frames of reference: guiding treatment for children with autism. Developmental Disabilities: A Handbook for Occupational Therapists. 12-26, The Haworth Press

Bonadonna, P. (1981). Effects of a vestibular stimulation program on stereotypic rocking behaviour. American Journal of Occupational Therapy, 35, 775-781.

Bright, T. and Bittick, L. (1981). Reduction of self-injurious behaviour using sensory integrative techniques. American Journal of Occupational. Therapy, 35, 167-173.

Chu, S. (1991). Sensory integration and autism: a review of the literature. Sensory Integration Quarterly, XIX, (3).

Cimorelli, J., Tilley, A, Wood, C. Highfill, M. (1996). The Effects of Sensory Integration Therapy on the Language skills of Children with Autism. ASA Conference Proceedings, Washington, DC: Autism Society 01 America.

Clark, F. (1983). Research on neuropathophysiology of autism and its implications for Occupational therapy. Occupational Therapy Journal of Research, 3, 3-22.

Cook, D. (1990). A sensory approach to the treatment and management of children with autism. Focus on Autistic Behaviour, 5 (6), 1-19.

Cool, S. (1990, Dec.). Use of a surgical brush in treatment of sensory defensiveness; Commentary and exploration. Sensory Integration Special Interest Newsletter. 4-6.

DeGangi, G. (1994). Documenting Sensorimotor Progress, San Antonio, Texas; Therapy Skill Builders.

Duker, P. and Rasing, E. (1989). Effects of redesigning the physical environment on self-stimulation and on-task behaviour in three autistic-type developmentally disabled individuals. Journal of Autism and Developmental Disorders, 19, 449-461.

Dunn, W. and Fisher, J. (1993). Sensory Registration, Autism and Tactile Defensiveness. Sensory Integration Special Interest Section Newsletter. 6 (2), 3-4.

Dunn, W. and Westman, K. (1996). The Sensory Profile: The performance of a national sample of children without disabilities. American Journal of Occupational Therapy, 51 (1)

Durand, D. and Crimmins, D. (1992). Motivation Assessment Scale. Topeka, Kansas; Monaco and Associates.

Edelson, S. (1984). Implications of sensory stimulation in self-destructive behaviour. American Journal of Mental Deficiency.

Fink, B. (1990). Sensory-Motor Integration Activities. Tuscon, Arizona: Therapy Skill Builders.

Fisher, A, Murray, E., and Bundy, A. (1991). Sensory Integration Theory and Practice, Philadelphia; F. A. Davis Company.

Frick, S. (1989, June). Sensory defensiveness: A case study. Sensory Integration Special Interest Section Newsletter, 4-6.

Grandin, T. (1992). Calming effects of deep touch pressure in patients with autistic disorder, college students, and animals. Journal of Child and Adolescent Psychopharmacology, 2 (1), 63-72,

Haldy, M. and Haack, L. (1995). Making It Easy: Sensorimotor activities at Home and. School Tucson, Arizona; Therapy Skill Builders.

Huebner, R. (1992). Autistic disorder; A neuropsychological enigma. American Journal of Occupational Therapy. 46, 487-501.

Inamura, K. N., Wiss, T., and Parham, D. (1990). The effects of hug machine usage on the behavioural organization of children with autism and autistic-like characteristics. Part I. Sensory Integration Quarterly, XVII.

Inamura, K. N., Wiss, T., and Parham, D. (1990). The effects of hug machine usage on the behavioural organization of children with autism and autistic-like characteristics. Part 2. Sensory Integration Quarterly, XVIII.

Iwasaki, K. and Holm, M. (1989). Sensory Treatment for the reduction of stereotypic behaviours in person with severe multiple disabilities. Occupational Therapy Journal Of Research, 9, 170-183.

Johnson, H. and Scott, A (1993). A Practical Approach to Saliva Control. San Antonio, Texas; Communication Skill Builders.

Kientz, M. and Dunn, W. (1997). A comparison of the performance of children with and without autism on the sensory profile. American Journal of Occupational Therapy, 51.(7), 530-537.

King, L. J. (1987). A sensory-integrative approach to the education of the autistic child. Sensory Integrative Approaches in Occupational Therapy. The Hawthorne Press, 77-85.

King, L. J. (1991). Sensory integration: an eflective approach to therapy and education. Autism Research Review International. 5, 2.

Knickerbocker, B. (1980) A Holistic Approach to Treatment of Learning Disorders. Thorofare, New Jersey: Charles B. Slack.

Kranowitz, C. (1998) The Out of Sync Child. New York: Skylight Press Books.

Krauss, K. (1987). The effects of deep-pressure touch on anxiety. American Journal of Occupational Therapy 41, 366-73.

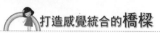

Larrington, G. (1987). A sensory integration based program with a severely retarded/ autistic teenager; an occupational therapy case report. In: Mailloux, Z. (ed) Sensory Integrative Approaches in Occupational Therapy. New York: The Haworth Press.

Marshall, V. (1997). Drooling: Guidelines and Activities. Temecula, Calif.: Speech Dynamics Inc.

Miller. L. J. and Mcintosh, N. (1998). The diagnosis, treatment, and etiology of sensory modulation disorder. Sensory Integration Special Interest Section Quarterly, 21 (1).

Mora, J. and Kashman N. (1997). Teaming and the use of sensory integration strategies in early intervention. The Morning News.

Morris, S. and Klein, M. (1987). Pre-feeding Skills. Tucson, Arizona: Therapy Skill Builders.

Morton, K. and Wolford, M. (1994). Analysis of Sensory Behaviour Inventory. Arcadia, CA: Skills with Occupational Therapy.

Nelson, D., Nitzberg, L., and Hollander, T. (1980). Visually monitored postrotary nystagmus in seven autistic children. American Journal of Occupational Therapy. 34, 382-386.

Oetter, P., Richter, E., and Frick, S. (1988). M.O.R.E.: Integrating the Mouth with Sensory And Postural Functions. Hugo, MN: PDP Press.

Ornitz, E. M. and Ritvo, E. R. (1968). Perceptual constancy in early infantile autism. Archives of General Psychiatry, 28, 76-98.

Ornitz, E. M. et al. (1969). Decreased postrotary nystagmus in early infantile autism. Neurology, 19, 653-658.

Ornitz, E. M. (1970). Vestibular Dysfunction in schizophrenia and childhood autism. Comprehensive Psychiatry.

Ornitz, E. M. (1973). The modulation of sensory input and motor output in autistic children. In: Schopler, E. and Reichler, (eds.) Psychopathology and Child Development. New York: Plenum.

Ornitz, E. M. (1985). Neurophysiology of infantile autism. Joumal of the American Academy of of Child Psychiatry, 24 251-262.

Ornitz, E. M., Lane, S., Suigiyama, T., de Traversay, J. (1993). Startle modulation studies in autism. Journal of Autism and Developmental Disorders, Vol. 23, No. 4, 619-637.

Peterson, T. (1986). Recent studies in autism: a review of the literature. Occupational Therapy in Mental Health, 6 63-75.

Pettit, K. (1980). Treatment of the autistic child: A demanding challenge. Sensory Integration Special Interest Section Newsletter, 3- 4.

Reilly, C., Nelson, D., and Bundy, A. (1983). Sensorimotor versus fine motor activities in eliciting vocalizations in autistic children. Occupational Therapy Journal of Research, 3, 199-212.

Reisman, J. and Hanschu B. (1992). Sensory Integration Inventory-Revised for Individuals with Developmental Disabilities: User's Guide, Hugo, MN: PDP Press.

Reisman, J. and Gross, A (1992). Psychophysiological measurement of treatment effects in an adult with sensory defensiveness. Canadian Journal of Occupational Therapy, 59 (5), 248-257

Reisman, J. (1993) Using a sensory integrative approach to treat self-Injurious behaviour in an adult with profound mental retardation. American Journal of Occupational Therapy, 47 (5) 403-411.

Royeen, C. (1986), The development of a touch scale for measuring tactile defensiveness in children American Journal of Occupational Therapy, 40, 414-418.

Sutton, S. (1997). My Big Ball Book. Collingwood, Ont: Occupational Therapy for Children.

Sutton, S. (1997). My Exercise Book, Collingwood, Ont: Occupational Therapy for Children.

Sutton, S, (1997). My Scooter Board Book. Collingwood, Ont: Occupational Therapy for Children.

Sensory Integration International (1991). A Parents' Guide to Understanding Sensory Integration. Torrance, CA: Sensory Integration International Inc.

Slavik, B. A. and Ayres, A. J. (1984). Vestibular stimulation and eye contact in autistic children. Neuropaediatrics, 15, 33-36.

Trott, M., Laurel, M., and Windeck, S. (1993). Sense-Abilities: Understanding Sensory Integration. Tucson, Arizona: Therapy Skill Builders.

Wilbarger, P. (1984). Planning and adequate sensory diet: Application of sensory processing theory during the first year of life. Zero to Three, Vol. 10, 7-12.

Wilbarger, P. and Wilbarger, J. (1991). Sensory Defensiveness in Children ages 1-12: An Intervention Guide for Parents and Other Caretakers. Santa Barbara California: Avanti Educational Programs.

Wilbarger, P. (1995). The Sensory Diet: Activity programs based on sensory processing theory. Sensory Integration Special Interest Section Newsletter 18, 2.

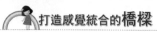
Williams. M. and Shellenberger, S. (1994). How Does your Engine Run? The Alert Program For Self-Regulation. Albuquerque, New Mexico: Therapy Works,

Willlamson, G. and Anzalone, M. (1996). Sensory Integration: a key component of the evaluation and treatment of young children with severe difficulties in relating and communicating. Assessing and Treating Infants and Young Children with Severe Difficulties in Relating and Communicating. Arlington, VA: Zero to Three, 29-36.

Windeck, S. and Laurel, M. (1989). A theoretical framework combining speech-language therapy with sensory integration. Sensory Integration Special Interest Newsletter, 11.

Wiss, T. (1987). Literature review: visuo-vestibular stimulation as related to visual attention in the autistic child. AOTA Developmental Disabilities Special Interest Section Newsletter, 10.

Wolkowicz, R., Fish, J., and Schaffer, R. (1977). Sensory integration with autistic children. Canadian Journal of Occupational Therapy, 44, 171-176.

Yack, E. (1997) Sensory integration and children with pervasive developmental disorders. IMPrint, Vol. 18.

Zissermann, L. (1992). The effects of deep pressure on self-stimulating behaviours in a child with autism and other disabilities. American Journal of Occupational Therapy, 46, 547-551.

廣泛性發展障礙

Adams, J. (1993). Autism-PDD: Creative Ideas During the School Years. Kent Bridge, Ont: Adams Publications.

Adams, J. (1997). Autism-PDD: More Creative Ideas From Age Eight to Early Adulthood. Kent Bridge, Ont: Adams Publications.

American Psychiatric Association (1994). Diagnostic and Statistical Manual of Mental Disorders. 4th Ed Washington DC: American Psychiatric Association.

Attwood, A. (1993). Movement disorders and autism: a rationale for the use of Facilitated communication and an alternative model for training staff and students. In 1993 International Conference Proceedings: Autism A World of Options. International Conference on Autism, Toronto. Arlington, Texas: Future Education.

Baron Cohen, S. (1994). Mindblindness: an Essay on Autism and Theories of Mind. Cambridge, Mass: MIT Press.

Bauman, M. and Kemper, T. (1994). Neurobiology of Autism. Baltimore: Johns Hopkins.

Bettlelheim, B. (1967). The Empty Fortress. New York: Free Press.

Delacoto, C. (1974). The Ultimate Stranger. Doubleday Books.

Doan, B. (1994). Brief Relaxation Exercises. Geneva Centre Course Materials.

Donnellan, A. and Leary, M. (1995) Movement and Diversify in Autism/Mental Retardation. Madison, Wis: DRI Press.

Freedman, S. and Dake, L. (1996), Teach Me Language. Langley, BC: KF Books.

Frith, U. (1989). Autism: Explaining the Enigma. Oxford, England: Blackwell.

Frost, L. and Bondy, A. (1994). The Picture Exchange Communication System Training Manual, Cherry Hill, NJ; PECs Inc.

Gray, C. (1993). The Social Story Book. Jenison, MI: Jenison Public Schools.

Greenspan, S. (1992). Reconsidering the diagnosis and treatment of very young children with autistic spectrum or pervasive developmental disorder. Zero to Three, 13, 1-9.

Greenspan, S. and Wieder, S. (1998). The Child with Special Needs: Encouraging Intellectual and Emotional Growth. Reading, Mass: Addison-Wesley.

Groden, J., Cautela, J., Prince, S., and Berryman, J. (1994). The impact of stress and anxiety on individuals with autism and developmental disabilities. In Behavioural Issues in Autism, edited by E. Schopler and G. Mesibov, 177-194, New York: Plenum Press.

Groden, J. and LeVasseur, P. (1995). Cognitive picture rehearsal: A visual system to teach self-control. In Teaching Children with Autism: Methods to Enhance Learning, Communication, and Socialization. edited by K. Quill. Albany, New York: Delmar Publishing Co.

Hill, D. and Leary, M. (1993). Movement Disturbance: A Clue to Hidden Competencies in Persons Diagnosed with Autism and Other Developmental Disabilities. Madison, Wis: DRI Press.

Hodgdon, L. (1995). Visual Strategies for Improving Communication. Troy, Michigan; Quirk Roberts Publishing.

Irlen, H. (1991). Reading by the Colours. Overcoming Dyslexia and other Reading Disabilities Through the Irlen Method. New York: Avery Publishing Group Inc.

Janzen, J. (1996). Understanding the Nature of Autism, San Antonio, Texas: Therapy Skill Builders.

Kanner, L. (1943). Autistic disturbances of affective contact. Nervous Child, 2, 217-250.

Kaplan, M. (1992). Visual therapy and autism. The Facilitator, 2, 2.

Lovaas, O. (1981). Teaching Developmentally Disabled Children: The Me Book. Baltimore, MD: University Park Press.

Madel, J. and Rose, D. (1994). Auditory Integration Training. American Journal of Audiology, 3, 1, 14-18.

Maurice, C. (1996). Behavioural Intervention for Young Children with Autism. Austin, Texas: Pro-Ed.

Miller, A. and Miller, E. (1989). From Ritual to Repertoire: A Cognitive-Developmental Systems Approach with Behaviour-Disordered. Children, New York: John Wiley and Sons.

Quill, K. (Ed. 1995). Teaching Children with Autism: Strategies to Enhance Communication and Socialisation. Albany, New York: Delmar Publishers.

Quill, K. (1995). Visually cued instruction for children with autism and pervasive developmental disorders. Focus on Autistic Behaviour, 10, 10-20.

Richard, G. (1997). The Source for Autism. East Moline, Illinois Linguisystems.

Siegel, B. (1996). The World of the Autistic Child. New York: Oxford University Press.

Williams, D. (1996). Autism-An Inside-Out Approach. England: Cromwell Press.

第一手資料

Barron, J. and Barron, S. (1992). There's a Boy In Here. New York: Simon and Schuster.

Cesaroni, L. and Garbcr, M. (1991). Exploring the experience of autism through firsthand accounts. Journal of Autism and Developmental Disorders, 21, 303-313.

Grandin, T. (1984). My experiences as an autistic child and review of selected literature. Journal of Orthomolecular Psychiatry, 13, 144-174.

Grandin, T. and Scariano. (1986). Emergence: Labeled Autistic. Novato, California. Arena Press.

Grandin, T, (1995) Thinking in Pictures and Other Reports from My Life With Autism. New York: Doubleday Inc.

McKean, T. (1994). Soon Will Come the Light Arlington, Texas: Future Horizons, Inc.

SteIhi, A. (1991). The Sound of a Miracle A Child's Triumph Over Autism. New York: Doubleday Inc. York: John Wiley and Sons.

Williams D. (1992). Nobody Nowhere. New York: Times Books.

Williams, D. (1994), Somebody Somewhere, New York: Times Books.

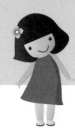

心得筆記和創意點子

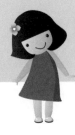

心得筆記和創意點子

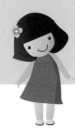

心得筆記和創意點子

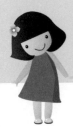

心得筆記和創意點子

國家圖書館出版品預行編目資料

打造感覺統合的橋樑—自閉症及其他廣泛性發展障礙兒
童的治療／Ellen Yack, Paula Aquilla, Shirley Sutton 著；
陳威勝，陳芝萍譯 .-- 初版 .-- 臺北市：心理, 2010.05
　　面；　公分 .--（障礙教育系列；63098）
參考書目：面
譯自：Building bridges through sensory integration:
therapy for children with autism and other pervasive
developmental disorders
　　ISBN 978-986-191-360-5（平裝）

1. 職能治療 2. 自閉症 3. 學習遲緩 4. 感覺統合訓練

418.94　　　　　　　　　　　　　　　　99004970

障礙教育系列 63098

打造感覺統合的橋樑——
自閉症及其他廣泛性發展障礙兒童的治療

作　　　者：Ellen Yack、Paula Aquilla、Shirley Sutton
譯　　　者：陳威勝、陳芝萍
執 行 編 輯：林汝穎
總 編 輯：林敬堯
發 行 人：洪有義
出 版 者：心理出版社股份有限公司
地　　　址：231 新北市新店區光明街 288 號 7 樓
電　　　話：(02) 29150566
傳　　　真：(02) 29152928
郵 撥 帳 號：19293172 心理出版社股份有限公司
網　　　址：http://www.psy.com.tw
電 子 信 箱：psychoco@ms15.hinet.net
排 版 者：葳豐企業有限公司
印 刷 者：竹陞印刷企業有限公司
初 版 一 刷：2010 年 5 月
初 版 六 刷：2020 年12月
Ｉ Ｓ Ｂ Ｎ：978-986-191-360-5
定　　　價：新台幣 280 元